전 국민의 90%가 경험있는 **대장항문 질환에 대한 필독서**

대장항문
제대로 알고
병원가자!

대장항문
제대로 알고 병원가자!

1판 1쇄 인쇄 | 2020년 2월 3일
1판 1쇄 발행 | 2020년 2월 11일

저　자 | 이성근

펴낸이 | 페이지원 단행본팀
펴낸곳 | 페이지원
주　소 | 서울시 성동구 성수이로 18길31
전　화 | 02-462-0400
E-mail | thepinkribbon@naver.com

ISBN 979-11-952902-2-2

값 14,500원

이 책은 저작권법에 따라 의해 보호를 받는 저작물이므로
어떠한 형태로든 무단 전재와 무단 복제를 금합니다.
잘못된 책은 바꾸어 드립니다.

이 도서의 국립중앙도서관 출판예정도서목록(CIP)은 서지정보유통지원시스템 홈페이지
(http://seoji.nl.go.kr)와 국가자료종합목록 구축시스템(http://kolis-net.nl.go.kr)에서 이용하실 수 있습니다.
(CIP제어번호 : CIP2020004084)

전 국민의 90%가 경험있는 **대장항문 질환에 대한 필독서**

대장 항문?
제대로 알고 병원가자!

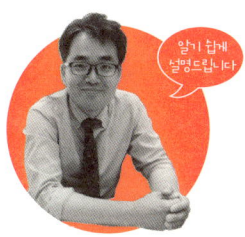

이성근 지음

도서출판
페이지원

대장과 항문이 편해지는
장편한외과 이성근 원장과 커피 한 잔 어떠세요?

안녕하세요. 장편한외과 이성근입니다. 이렇게 지면으로 여러분들과 만나게 되어 영광입니다. 이 책을 계기로 기회가 되면 여러분과 제가 직접 만나서 커피 한 잔 하면서 이런저런 이야기 나눌 수 있는 기회가 있었으면 좋겠습니다.

제가 대장항문질환에 대해서 책을 내야겠다는 생각을 한 시기는 10년 전입니다. 의사가 되고 10년 정도는 정신없이 진료에 매진했습니다. 그러다가 10년 전 문득 '의사가 된지도 10여년이 되어 가는데 아직도 의사로서 고객들을 진료할 때 거리감이 많이 느껴진다'는 생각을 하게 되었습니다. 고객들은 의학적인 내용을 언제나 어렵다고 생각하기 때문입니다. 심지어 저도 제 전공분야인 외과영역을 제외하고는 다른 의학 분야를 접했을 때는 생소함이 크게 느껴지니 어쩔 수 없는 부분이긴 합니다. 이러한 의사와 고객 간의 의학적인 간격을 조금이나마 해소할 수 있는 책이 필요하다고 생각했습니다.

또 하나 책을 내야겠다고 생각한 이유는 고객들에게 자세히 설명 드리고 싶은데 시간적인 한계상 아쉬울 때가 많았기 때문입니다. 대기하고 계신 고객들이 많은 상황에서, 상담하고 있는 고객분들께서 궁금해 하시는 것들을 모두 다 설명 드리는 것이 힘든 상황일 때가 많았습니다. 그래서 '언젠가는 내가 전공하는 분야에 대해 책을 내서 속 시원하게 설명을 드려

야겠다'고 다짐을 하곤 했습니다. 대신 내가 출간하는 책은 의학적인 전문지식이 아니라 누구나 쉽게 이해할 수 있는 내용이어야 한다고 생각했습니다.

제가 책 출간을 결심하고 10년을 기다렸던 이유는 대장항문질환에 대해서 더 많은 경험을 하고, 더 많은 지혜를 쌓고 싶었기 때문입니다. 빈 수레가 아닌 상태에서 더 좋은 지식을 여러분들에게 전해드리기 위해 내공을 쌓았습니다. 그리고 글 쓰는 연습도 많이 했습니다.

이 책에 나오는 내용들은 다소 논쟁의 소지가 있습니다. 저와 다른 의견을 가진 의사도 계실 것입니다. 하지만 전 지난 20여년의 경험으로 이런 생각들을 가지게 되었습니다. 저의 의견에 반대하는 분과의 토론에 언제든 임할 의향도 있습니다. 부디 이 책을 통해 고객들이 더 나은 의료혜택을 받고, 이를 통해 국민들이 건강해지는 계기가 되었으면 하는 바램을 가져봅니다.

이 책이 나오기까지 많은 분들의 도움이 있었습니다. 항상 곁에서 저의 든든한 지원군이자 동지가 되어주는 저의 배우자인 '황연정'에게 먼저 감사를 전합니다. 그리고 바쁜 아빠를 이해해주는 사랑하는 나의 '이다경, 이상민, 이상수'에게도 고맙다는 말을 전합니다.
또한 저를 염려해주고 격려해주시는 많은 지인분들께도 감사드립니다. 정영진 대한외과의사회 회장님, 육의곤 대한대장항문학회 대장내시경 연구회 회장님, 최성양 장문외과 대표원장님께 특별히 감사드립니다. 또한 저의 멘토이신 손대경 선생님, 정승규 선생님, 최동현 선생님, 장희철 선생님께도 감사인사를 전합니다. 30년 넘게 친구로서 우정을 나누고 있는 '김창현, 이기동, 설환조, 이용규'와 제주 올레를 통해 나이차를 극복하고 친구가 된 여러 지인들께도 감사인사를 전합니다.

앞으로 이 책은 몇 번 더 업그레이드 될 것입니다. 더 많은 내용이 보태질 것이며, 내용의 깊이도 더해갈 것입니다. 앞으로도 많은 지도 편달을 부탁드립니다.

무엇보다 이 책이 '장편한외과의원' 개원에 맞춰 여러분들께 소개되어 더욱 기쁩니다. 오랜 기간 동안 준비해 온 덕분에 2020년 2월에 제가 수원 아주대삼거리에 개원을 하였습니다. 저랑 커피 한 잔하고 싶으시면 언제든 '장편한외과'로 오시면 되겠습니다.

항상 건강하시고 행복하세요. 감사드립니다.

장편한외과의원 원장

이성근 드림

인사말 ·· 5

추천사 ·· 13

이성근 원장이
알기 쉽게 설명드립니다

항문

1. 치질은 무조건 수술해야하는 질병이 아닙니다 ································ 23
2. 치질을 오래 방치한다고 암이 되는 것이 아닙니다 ···························· 26
3. 항문에서 피가 난다고 다 치질은 아닙니다 ······································ 28
4. 치루는 무조건 수술해야 합니다. 방치하면 치루암도 발생할 수 있습니다 ········ 30
5. 치열 중 급성치열일때는 수술보다는 약물치료를 먼저 시행하는 것이 좋습니다 ········ 33
6. 항문 수술시 항문 측방 괄약근 절개술은 조심해서 시행해야 합니다 ············ 35
7. 항문 수술 후 반드시 입원이 필요한 것은 아닙니다 ···························· 38
8. 항문 수술은 대장항문외과 세부전문의를 추천합니다 ·························· 40

9. 항문 출혈이 있으면 항문 수술전 대장내시경을 해보시는 것이 좋습니다 ·············· 42

10. 항문 수술의 패러다임은 변하고 있습니다 ································· 44

대장

11. 모든 대장용종이 대장암이 되는 것은 아닙니다 ······························ 47

12. 대장암의 원인이 되는 선종을 제거하는 것이 대장암을 예방하는 가장 좋은 방법입니다 49

13. 대장내시경은 40세부터 하는 것이 좋습니다 ································ 51

14. 대장내시경 검사 한번으로 5년동안 대장암 걱정없이 지내세요 ···················· 54

15. 대장내시경은 자세히 봐야 보입니다. 대장관찰시간이 몇 분이었는지 확인해보세요 ·· 56

16. 대장내시경은 어려운 술기입니다. 검사하는 의사가 지금까지 대장내시경을 얼마나 해보 았는지 확인해보세요 ·· 59

17. 대장내시경을 하면서 대장용종절제술을 검사와 동시에 같이 할 수 있는 의원은 많지 않습 니다 ··· 62

18. 대장내시경을 아프지 않게 하기 위해서는 CO_2 가스주입장치가 필요합니다 ··········· 65

19. 대장내시경 검사전 장청소를 위해 이제는 많이 마시지 마시고 먹는 약으로 편하게 하세요 ·· 67

20. 대장내시경은 대장내시경 세부전문의를 추천합니다 ····························· 69

변비

21. 변비를 제대로 진단하기 위해서는 검사가 필요합니다 ·························· 71

22. 변비는 유형에 따라 치료가 달라집니다 ···································· 73

23. 많은 변비 환자에게 바이오피드백 치료가 도움이 됩니다 ························ 75

24. 변비의 약물치료는 다양합니다. 다양한 치료옵션을 순차적으로 고려해야 합니다 ····· 77

25. 대변이 의도하지 않게 조금씩 나와버리는 변실금. 이제는 숨기지 마시고 치료받으세요 ··· 79

외과

26. 간단한 화상은 근처 외과에서 받으셔도 충분합니다. 효과 좋은 새로운 화상연고를 사용합니다 ……………………………………………………………… 81

27. 다리가 붓고 쑤시고 쥐가 잘 난다면 하지정맥류가 있는지 검사 받아보세요 ……… 83

28. 찢어진 상처를 봉합하기 위해 병원의 응급실로 가실 필요가 없습니다 …………… 85

29. 갑상선 결절은 흔한 질병입니다. 결절이 있다고 모두 조직검사가 필요한 것은 아닙니다 … 87

30. 지방종이나 피지낭종은 간단하게 제거할 수 있습니다 ………………………… 89

검진

31. 국가가 주는 검진 혜택을 누리셔야합니다 ……………………………………… 91

32. 국가 암검진을 안 받으면 불이익이 있을 수 있습니다 ………………………… 93

33. 위암 검진으로 위내시경을 하세요. 위장조영술을 받지 마세요 ……………… 95

34. 위내시경과 대장내시경은 한꺼번에 받으셔도 됩니다 …………………………… 97

35. 대장암 검사인 분변잠혈검사(대변검사)를 맹신하지 마세요. 대장내시경을 하세요 … 99

36. 초음파 검사하는 사람이 의사인지, 의사라면 초음파 인증의인지 확인해보세요 …… 101

PART 2
질환설명서

1. 치핵 ……………………………………………………………………………… 105

2. 치루와 항문주위농양 …………………………………………………………… 109

3. 치열 ……………………………………………………………………………… 112

4. 항문 소양증 …………………………………………………………………… 114

5. 대장내시경 ··· 116

6. 대장용종과 대장용종절제술 ·· 119

7. 대장암 ·· 122

8. 변비 ··· 124

9. 변실금 ·· 128

10. 화상 ·· 130

11. 하지정맥류 ·· 132

12. 갑상선 초음파 ··· 134

13. 위내시경 ··· 138

14. 위장질환 ··· 141

15. 상복부 초음파 ··· 145

16. 간질환 ·· 147

알기 쉽게 설명드립니다 ··· 149

PART 3
이성근 원장 이야기

장편한외과 원장 이성근 이야기 ·· 153

장편한외과 개원이야기 ·· 161

소개글 ··· 181

추천사

일반 환자들이 이해하기 쉽게 설명된 책을 추천드립니다

이성근 원장과는 11년전에 익산 왕궁 한센병치료 봉사활동 중에 첫 인연으로 만났습니다.

지역적 연고가 없음에도 이제껏 각별한 관계로 인연이 이어진 것은 이 원장님의 의사로서의 성실성과 학구적인 태도 그리고 환자들에게 많은 도움을 주고 싶어 하는 홍익정신으로 살아가는 이성근 원장님의 삶의 자세가 저에게 많은 감명과 신뢰를 주었기 때문입니다.

저는 평소에 자세 attitude 가 능력 ability 이라는 믿음을 가지고 있습니다.

대장항문 세부전문의, 위·대장내시경 전문의, 외과의사로 환자와의 만남을 통해 어떻게 하면 환자에게 많은 도움을 주며 쉽게 치료해 줄 수 있을까? 고민하면서 노력하는 자세가 성숙하게 결실을 맺어 이번 책을 출간하게 된 것 같습니다.

이 책은 일선에서 진료하는 대장항문 전공의사 뿐 아니라 일반 환자들도 이해하기 쉽게 기술되어 질병에 대한 궁금증을 풀어주고 질병을 예방하고 치료하는 데 많은 도움이 될 것으로 사료됩니다.

그동안 많은 경험과 연구와 노력의 결산물인 책의 출간을 진심으로 축하드립니다.

장문외과 원장 최성양

추천사

이 책을 통해 올바른 정보를 쉽게 이해하고 소중한 건강을 지키길 기원합니다

인터넷 발달과 함께 정보의 홍수 시대를 살고 있는 지금 많은 정보 속에서 나에게 맞는 올바른 건강 정보를 찾는 것은 쉬운 일은 아닙니다.

저도 의료와 건강 관련 글을 여러 차례 써보았지만, 글을 쓰는 작가 입장이 아니라 글을 읽는 독자들을 위한 글쓰기는 많은 연습과 노력이 필요한 매우 어려운 작업이라는 것을 알고 있습니다.

이 책을 쓰신 이성근 원장님은 오랫동안 저와 같은 대장 항문 분야 진료를 하시면서 후배 의사들을 위한 의학 술기 관련 내용을 꾸준히 정리하셔서 집필하신 바 있고, 또한 의료와 약간은 동떨어진 제주에서의 화목한 가족 생활기를 집필하셔서 소책자를 편찬하기도 하셨습니다.

그동안 이성근 원장님의 글을 읽으면 항상 내가 하고 싶은 이야기보다 독자가 궁금해 하는 내용을 중심으로 이야기를 알기 쉽게 정리하고, 풀어주시는 능력이 탁월하다고 생각하였습니다.

이번에 출간된 이 책 또한 바쁜 생활 속에서 자칫 소홀하기 쉬운 우리 몸의 가장 소중한 곳에 대한 건강 이야기를 이성근 원장님의 탁월한 글쓰기 감각으로 독자들이 궁금해하는 내용을 이해하기 쉬운 용어로 알기 쉽게 설명해주고 있습니다. 많은 분들이 이 책을 통해 올바른 정보를 쉽게 이해하시고, 소중한 건강을 오래오래 지켜가시길 기원하겠습니다.

국립암센터 대장암센터 손대경

추천사

환자와 의사들에게 유용한 도움이 되는 정보들이 가득한 내용입니다

2020년 경자년 새해가 밝아왔습니다. 평소에 존경하고 도움을 받고있는 이성근 원장님께서 수원에서 장편한외과를 개원하시게 되어 축하드립니다.

대한외과의사회에서 처음 만났을 때 똑 부러지는 일처리와 치밀한 내용 정리로 하나하나 추진해나가는 모습에 저뿐 아니라 구성원 모두의 환영과 박수를 받았습니다.

편집홍보이사로 '외과의사'라는 기관지를 맡아서 기획과 섭외, 편집까지 빈틈없이 마무리하는 모습에 절로 감탄이 나왔습니다.

이번 장편한외과에서 준비하는 대장항문질환에 대한 설명서는 환자들뿐 아니라 우리 같은 외과 의사들에게도 유용한 정보와 도움이 되는 항문과 대장, 변비, 외과질환, 심지어 건강검진까지 의료 전반에 대한 내용들로 가득 차 있습니다.

진료실과 대기실에 비치하여 의료정보책자로 활용하여도 좋을 것입니다.

정보 매체의 홍수 속에 국민들에게 제대로 된 대장항문질환의 정보와 해결책을 제시하는 모범서로서 지역 주민들에게 쉽게 다가설 수 있는 방법이 될 것 같습니다.

대한외과의사회에서 국민들에게 다가설 수 있도록 외과 파트별로 책을 출간하자시던 열정적인 이성근 원장님을 떠올려 봅니다.

선생님의 뜨거운 가슴과 추진력에 따라가지 못하는 우리지만 언젠가는 완성할 수 있도록 노력하겠습니다.

장편한외과를 개원하시면서 지역사회의 빛과 소금이 되시기를 바라며 지역 주민의 대장항문 지킴이가 되십시오.

외과적 처치의 동네 병원으로 무궁한 발전 이루시기를 바랍니다.

감사합니다.

대한외과의사회 회장 정영진

추천사

환자에 대한 열정과 애정이 듬뿍 담긴 책 한권 추천합니다

처음 만났을 때의 이성근 원장을 기억합니다. 대한대장항문학회 대장내시경연구회 위원으로 같이 일하게 되면서 처음 만났던 것으로 기억하는데, 학회 활동에 매우 적극적이고 궂은 일도 마다하지 않고 자발적으로 일을 찾아서 하는 사람으로 기억하고 있습니다. 당시 이성근 원장은 이미 내시경 시술에 많은 경험을 갖고 있었고, 풍부한 자신의 경험을 단지 경험으로 끝내지 않고, 틈틈이 내시경시술과 관련된 중요한 팁들을 기록하고 정리해 왔었습니다. 그러한 이성근 원장의 자료가 연구회에서도 높이 평가되어 대장내시경 입문자들을 위해 학회 차원에서 편찬된 대장내시경 관련 책의 기본 뼈대로 채택되게 되었고, 책 제작에 있어서도 이성근 원장이 가장 핵심적인 역할을 하였습니다. 그런 이성근 원장이 환자에 대한 애정과 열정을 담아 항문질환과 내시경 관련 책을 준비하였습니다.

이 책은 항문질환과 내시경검사와 관련하여 환자들이 가장 궁금해 하는 질문들을 중심으로 일반인들이 쉽게 이해할 수 있도록 풀어간 책으로서 치핵, 치열, 치루 등 항문질환의 특성과 치료에 대한 내용 뿐만아니라, 많은 사람들이 불편해하고 두려워하는 대장내시경 시술 및 대장용종의 치료에 관하여 딱딱하지 않게 잘 풀어내고 있으며, 화상치료와 건강검진에 대한 내용까지 포함하여 항문관련 및 화상관련 치료와 대장내시경을 준비하고 있는 환자들에게 좋은 길잡이가 될 것으로 확신합니다.

  이성근 원장의 환자에 대한 애정과 열정에 경의를 표하며, 앞으로 어떤 어려움이 있더라도 그의 열정과 애정이 식지 않기를 기원합니다.

서울양병원 부원장 정승규

추천사

치핵, 대장(내시경), 변비, 외과, 검진 등 외과전문의로서 개원전선에서 다룰 수 있는 이렇게나 많은 분야를 하나하나 풀어헤쳐서 속수무책으로 공감하게 만드는 일은 쉽지 않았을 것이다.

장튼위튼병원 육의곤 원장

추천사

아무리 훌륭한 지식도 쉽게 전달이 되지 않으면 무의미한 글 덩어리에 불과합니다.

특히 건강관련 이슈는 온갖 낭설, 잡문, 근거없는 소문들로 인해 진실이 가려지고, 마치 거짓이 진실인양 배포되기도 합니다. 그런 의미에서 이성근 원장의 글들은 짧지만 알아두면 유용한 지식입니다.

무엇보다도 일반인들이 궁금해 할 사항들을 엄선하여, 이해하기 쉽게 설명하고 있기에 그 의미를 더 합니다.

벌써부터 제 2권이 기다려지는군요.

한사랑병원(외과전문병원) 최동현 원장

추천사

이 책을 통해 그동안 배움과 나눔, 성실함으로 의사의 삶을 살고 있는 이성근 원장님의 열정을 느낄 수 있었습니다. 비록 전문서적은 아니지만, 대장항문 중 특히 항문질환은 부끄러운 곳이라 남에게도 말하기도 어려운 곳이지만, 이성근 원장님의 책을 통하여 환자가 알고자 하는 부분을 시원하게 긁어주고 있으며, 그 동안의 배움을 나눔으로써 환자를 애틋하게 아끼고자하는 이성근 원장님의 마음을 또한 알 수 있습니다.

비록 작은 책 한권이지만, 소중히 아껴볼 만 하다고 생각됩니다.

서울송도병원 진료부장 장희철

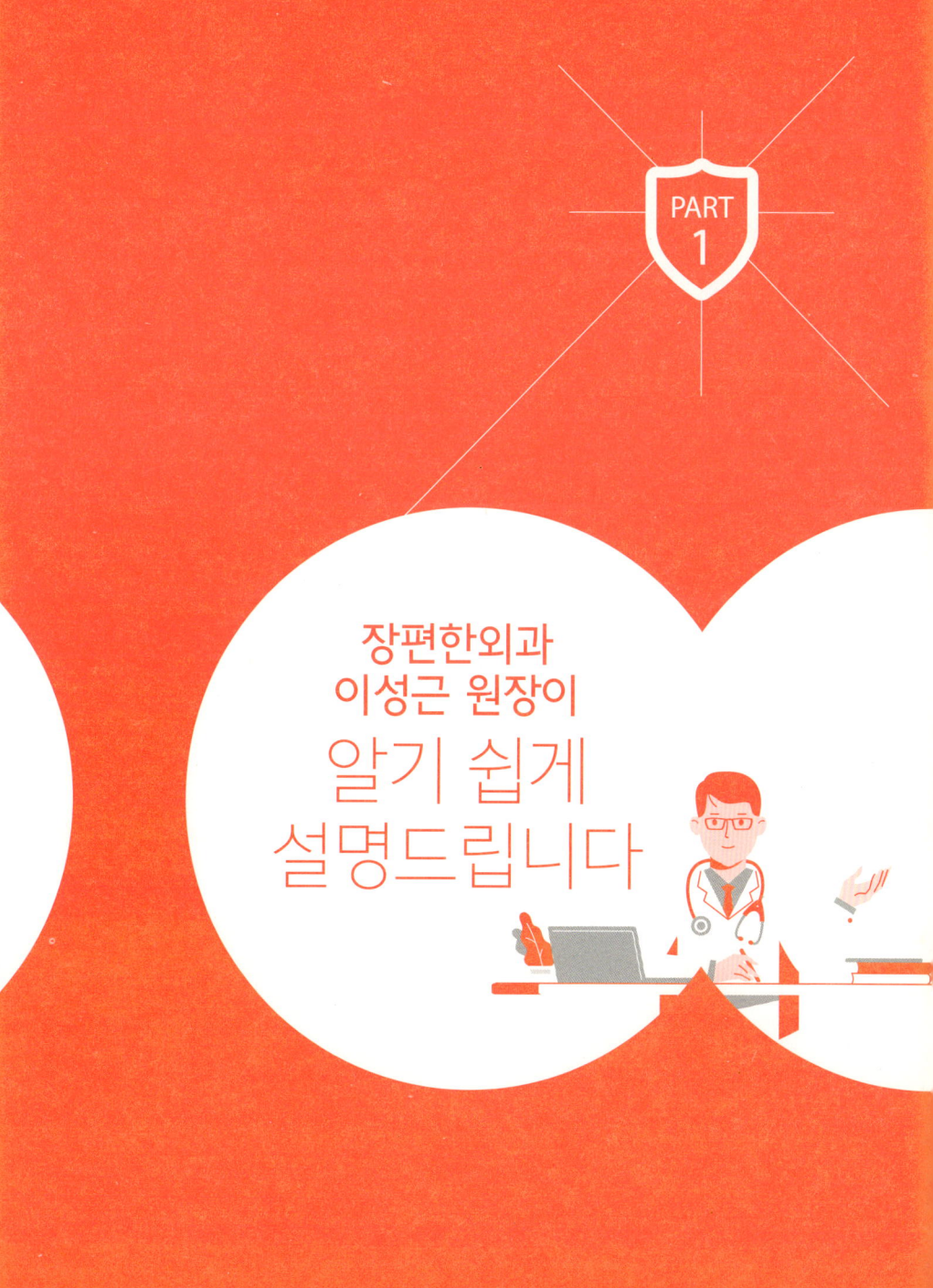

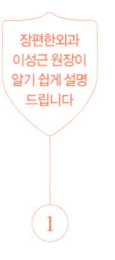

항문
치질은 무조건 수술해야하는 질병이 아닙니다

솔직히 많은 병원에서 치질 수술을 권유합니다. 치질은 그냥두면 더 심해지고, 약으로 좋아지지 않으며, 더 심각해지기 전에 수술하는 것이 낫다고 이야기하면서 말입니다.

하지만 전 치질을 꼭 수술을 해야 할 필요는 없다고 생각합니다. 치질은 필요할때만 수술하는 질병이라고 생각하는 것입니다.

제가 외과전문의 면허를 받고, 대장항문외과 세부전문의가 된지도 10여 년이 되었습니다. 그동안 많은 치질 환자들을 진료하고 치료하면서 항상 아쉽게 생각하던 부분이 이점입니다.

개원을 결정하고 제가 원하는 스타일의 진료를 하겠다고 다짐하며 첫 번째로 다짐한 점이 '무조건으로 치질 수술을 권유하는 병원이 되지 않겠다'는 것입니다.

먼저, 치질은 암이 되는 병이 아닙니다. 암과는 무관합니다.

치질의 흔한 증상 중 하나가 항문 출혈인데, 고객들이 항문 출혈로 내원하면서 가장 걱정하시는 부분이 '혹시 암이 아닌가, 그리고 암이 되는 것은 아닌가' 하는 점입니다. 항문 출혈이 있을때 대장암(직장암 포함)을 감별하기 위해 대장내시경 검사를 해야하는 것은 맞지만, 출혈을 야기하는 치질 자체가 암이 되는 것은 절대 아니니까 걱정하지 않으셔도 됩니다.

둘째, 치질은 관리하면 좋아지고 악화를 방지할 수 있습니다.
치질은 과음하거나 피곤하거나 오래 앉아있거나 오래 서있으면 심해질 수 있습니다. 주말에 과음 한 후 월요일에 치질이 심해져서 내원하시는 고객들이 많으십니다. '최근에 너무 피곤하고 힘들었더니 치질이 심해졌다'고 내원하시는 분들이 많으십니다. 하지만 치질은 과음을 삼가고, 충분히 휴식을 취하고, 좌욕을 하고, 약을 복용하고 연고를 바르면 많은 경우에 심한 치질이 호전됩니다. 즉 관리가 가능한 질병입니다.
물론 치질이 일단 발생하면 치질이 없어지지는 않습니다. 치질이라는 것이 항문주위 조직의 일부가 느슨해지면서 탈출하는 병이기 때문에 완전히 정상으로 되돌릴 수는 없는 것이 사실입니다. 하지만 잘 관리하면 더 심해지는 것을 방지할 수는 있습니다. 즉 치질이 있다고 무조건적으로 수술을 해야하는 질병은 아닌 것입니다.

마지막으로, 치질 수술은 불편함과 합병증을 야기할 수 있습니다. 득과 실을 따져서 수술을 판단해야하는 것입니다.
치질 수술 후 하나도 아프지 않을 수는 없습니다. 최근에 통증을 줄여주는 수술방법들이 많이 소개되고 있지만 하나도 안 아픈것은 아닙니다. 그리고 치질 수술 후 드물기는 하지만 합병증이 발생할 수 있습니다. 모든 수술이 그러하듯 100% 안전한 수술은 없습니다. 따라서 수술의 결정은 신중해야 합니다.

저는 치질 수술의 적응증을 상당히 엄격하게 생각하는 편입니다. 즉 치질 수술을 해야만 하는 경우가 그리 많지 않습니다. 치핵으로 인한 증상(출혈, 탈출, 간지러움)이 지속되어 불편하거나, 치핵으로 인해 다른 합병증(빈혈, 혈전)을 유발하는 경우이거나, 치핵이 심한 경우(치핵 3단계 또는 4단계)에만 수술을 권유 드립니다. 물론 이것은 제 개인적인 생각입니다. 다른 의사와는 의견차이가 있을 수 있음을 미리 말씀드립니다.

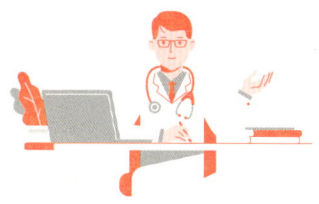

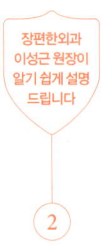

항문
치질을 오래 방치한다고 암이 되는 것이 아닙니다

치질은 암과는 무관합니다. 즉 치질이 암이 되는 것은 절대 아닙니다. 따라서 치질이 심하다고 암이 될까봐 걱정하지 않으셔도 됩니다. 이는 많은 분들이 오해하시는 부분입니다.

대장암의 발생원인 중 치질은 포함되어 있지 않습니다. 대장암이 걱정되신다면 대장내시경을 하시면 됩니다. 대장암의 대부분이 대장용종이 발전하여 대장암이 되는 경우가 많기 때문입니다. 물론 모든 대장용종이 대장암이 되는 것도 아닙니다. 대장용종중 '선종^{adenoma}'이라는 것이 암과 관련이 있는 용종입니다.

그럼 왜 이런 오해가 생긴 걸까요?
치질의 증상 중 흔한 것이 항문 출혈입니다. 그리고 항문 출혈로 내원하시는 분 중에 많은 경우가 치질입니다. 하지만 간혹 드물지만 항문 출혈이 치질 때문이 아니라 대장암(직장암 포함) 때문인 경우가 있습니다. 그래서 치질 때문에 항문 출혈인 줄 알고 방치했다가 알고 보니 치질이 아니라 대장암 때문에 항문 출혈이 있었다는 사실을 알게 되는 경우가 간혹 있습니다.

그래서 치질인 줄 알다가 뒤늦게 대장암을 진단하는 경우가 아쉽지만 있습니다. 이러한 일들이 반복되고 소문이 와전되면서 치질 때문에 대장암이 생겼다는 오해가 생긴 것이 아닌가 생각합니다.

10여 년간 치질 환자를 진료하고 치료하면서 치질을 두면 암이 되는 것이 아닌가하고 걱정하시는 분들을 많이 만났습니다. 심지어 그래서 치질 수술을 해야 한다고 생각하시는 분들도 계셨습니다. 하지만 다시한번 강조하건데 치질을 오래 방치한다고 암이 되는 것은 절대 아닙니다.

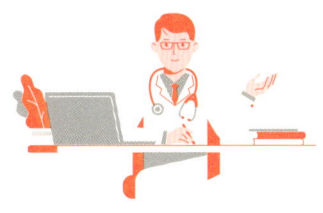

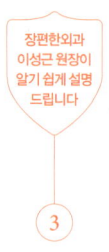

항문
항문에서 피가 난다고
다 치질은 아닙니다

항문 출혈이 있을때 의학적으로 고려해야되는 질병은 치질만이 아닙니다. 물론 치질이 항문 출혈의 가장 흔한 질병은 맞습니다. 하지만 항문 출혈이 치질 때문일거라고 생각하면서 방치하면 안된다는 점을 강조하고 싶습니다.

항문 출혈이 있을때 가장 걱정해야하는 질병은 대장암(직장암 포함)입니다. 물론 항문 출혈의 원인 중 대장암이 차지하는 비율이 높은 것은 아닙니다. 하지만 항문 출혈의 원인이 치질 때문이라고 생각하면서 대장암을 키우는 일이 있어서는 안되겠습니다. 이를 방지하기 위해서는 항문 출혈이 있을때는 반드시 대장항문외과에 방문하시어 검사를 해보시는 것이 좋겠습니다.

대장암을 확인하기 위한 가장 좋은 검사방법은 대장내시경입니다.

치질로 내원하신 경우 항문경과 항문초음파만 시행하는 경우가 많습니다만 대장암을 감별하기 위해서는 대장내시경을 반드시 검사해야 합니다. 항문경은 항문에서 10cm정도 떨어진 직장의 일부까지만 관찰할 수 있는 검사법입니다. 따라서 항문경 검사 결과가 괜찮다고 대장이 정상인 것은 아니라는 것입니다.

또 한가지 오해가 국가에서 시행하는 대장암 검사인 '분변잠혈검사' 일명 대변검사가 정상이라고 대장암이 없다고 생각해서는 안된다는 것입니다. 국가암검진으로 시행하고 있는 대장암 검사에서 계속 정상이었다고 해서 대장암이 없다고 판단해서는 안됩니다. 분변잠혈검사의 정확도는 상당히 낮습니다. 심지어 대장암이 있는 경우에도 분변잠혈검사가 정상으로 나오는 경우도 많습니다.

다시한번 강조하건데 항문에서 피가 나는 경우에는 치질이라고 의례 판단하지 마시고 대장암일 수도 있으니 대장내시경 검사를 받으시는 것을 추천드립니다.

대장내시경 검사는 최근에 많이 편해졌습니다. 힘들게 장정결를 많이 드시지 않아도 되고, 검사 중 통증을 감소시키는 장비도 개발되었으며, 대장내시경 검사 자체도 잘하는 의사가 하면 힘들지 않습니다.

항문 출혈이 치질 때문일꺼라고 믿으며 대장암을 방치해서 대장암을 키우는 안타까운 일이 있어서는 절대 안되겠습니다.

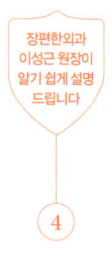

항문

치루는 무조건 수술해야 합니다.
방치하면 치루암도 발생할 수 있습니다

    치루는 수술하셔야 합니다. 치질은 반드시 수술할 필요가 없지만 치루는 반드시 수술하셔야 합니다. 왜냐하면 치루는 약으로 호전되는 병이 아니기 때문이며, 치루는 오랜 시간 방치하면 치루암으로 발전할 수 있기 때문입니다.

    물론 치루가 치루암이 되는 경우가 많지는 않습니다. 하지만 치루는 반드시 수술을 해야 합니다. 대장용종이 반드시 대장암이 되는 것이 아니지만 대장암이 될 수 있는 대장용종을 반드시 제거해야 되는 것처럼 말입니다.

    치루를 약으로 해결하려는 분들이 의외로 많은 것 같습니다. 치루를 치질과 비슷하게 생각하셔서 약국에서 약만 처방받아 드시다가 치루의 상태를 악화시키는 경우가 제법 있습니다.

    분명하게 말씀드리건데 치루는 약으로 해결되지 않습니다. 약으로 염증을 가라앉힐 수는 있겠지만 이미 염증의 길이 만들어져서 조직을 손상시킨 부분까지 약으로 치유할 수는 없습니다. 치루는 수술만이 해결책인 것입니다.

그리고 치루를 치질로 착각하시는 경우도 많은 것 같습니다. 치질과 치루를 혼돈하시는 경우가 많은 것입니다. 치질은 항문주위 조직이 늘어지면서 탈출하는 병이지만 치루는 염증이 길을 만들어서 피부 밖으로 염증이 터져 나오는 병입니다. 항문에서 발생하고 항문불편감이 있기 때문에 같은 병으로 생각하시는데 치질과 치루는 완전히 다른 병입니다.

치루의 문제는 치루는 방치하면 더 심각한 치루로 발전할 수 있다는 것입니다. 단순치루가 복잡치루가 되는 것입니다.
치루라는 병은 항문샘에서 염증이 발생하여 농양을 형성하고 괄약근 사이를 관통하여 염증이 파급되고 항문주위 피부로 터져 나오는 질병입니다. 간혹 드물지만 염증이 항문주위 피부로 터져 나오지 않고 괄약근 사이에서 심부 쪽으로 퍼지는 경우도 있습니다. 그리고 염증이 파급되는 길이 여러 갈래가 되면서 복잡하게 길을 만드는 경우도 있습니다. 이렇게 복잡하게 길을 만드는 치루를 복잡치루라고 하는데, 복잡치루가 되면 치료기간이 길어지고 완치가 힘들게 되는 경우가 많습니다. 그래서 치루가 자주 재발하기도 하고, 정확한 진단을 위해 MRI까지 찍어야 되는 경우가 생기기도 합니다. 치료기간이 길어지고 비용이 많이 증가하는 것입니다.

다시 말해 단순치루인 경우에는 단순하게 치료가 가능한데, 복잡치루가 되면 치료가 복잡해지는 것입니다. 따라서 치루는 더 악화되기 전에 수술해야 합니다. 더 심해지기 전에, 더 복잡한 치루가 되기 전에, 그리고 치루암으로 발전하기 전에 수술해야 하는 것입니다.

　치루를 약으로만 해결하려다가 더 큰 병으로 키우는 안타까운 일이 있어서는 안되겠습니다. 치루를 치질이라고 생각하며 방치하다가 병을 악화시키는 일이 있어서는 안되겠습니다. 치루를 오랜 시간 방치하여 치루암이 되는 경우는 더더욱 없어야 하겠습니다.

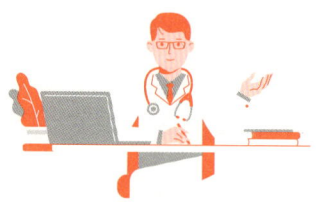

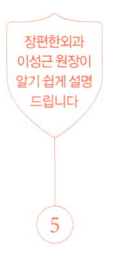

항문
치열 중 급성치열일때는 수술보다는 약물치료를 먼저 시행하는 것이 좋습니다

치열은 크게 급성치열과 만성치열로 구분됩니다. 만성치열이 수술해야 되는 경우가 많은 반면 급성치열은 약물치료를 먼저 해도 됩니다.

치열은 항문이 찢어지는 질병입니다. 변이 딱딱하게 나오거나 항문압이 높아서 과도하게 항문 괄약근이 항진되어 있을 때 치열이 발생할 수 있습니다.

치열이 오래되어 만성적으로 진행하게 되면 항문의 상처는 더 깊어지고, 배변시 항문 통증은 더 심해집니다. 그래서 화장실을 가는 것을 두려워하게 되고 그렇게 되면 변은 더 딱딱해지고 굵어집니다. 이런 악순환이 반복되면 만성치열은 더 심각해집니다. 결국 만성치열은 수술적 치료를 필요하게 됩니다.

반면 급성치열은 충분히 수술을 하지 않고도 치료할 수 있습니다. 치열이 있다고 무조건 수술을 할 필요는 없는 것입니다.

먼저 좌욕이 도움이 많이 됩니다. 뜨겁지 않은, 체온과 유사한 온도의 물에 엉덩이를 담그고 있으면 혈액순환이 좋아지면서 치열이 회복되는 경우가 많습니다.

그리고 약물치료도 도움이 됩니다. 변을 부드럽게 하고 항문의 혈액순환을 개선하는 약을 복용하면 치열이 호전됩니다. 그리고 연고도 도움이 많이 됩니다. 통증을 완화하는 연고도 치열에는 효과적입니다.

치질을 무조건 수술할 필요가 없듯이 치열도 처음부터 수술을 할 필요는 없습니다. 과거 치열수술로 시행되던 측방 괄약근 절개술 LIS, lateral internal sphincterotomy 은 간혹 합병증을 야기할 수 있는 수술방법입니다. 괄약근의 일부를 절개함으로써 괄약근의 기능을 저하시킬 수 있는 것입니다. 그래서 최근에는 치열에 대해 비수술적인 방법들이 먼저 시도되고 있습니다.

항문이 찢어지듯이 아프면서 항문 출혈이 있으면 치열일 가능성이 높습니다. 물론 치질, 치루 등 다른 질환을 감별해야 위해서 정확한 검사를 통한 진단이 필요합니다. 그리고 검사를 통해 치열로 진단된다면 급성치열인지 만성치열인지를 확인하고 가급적이면 수술하지 않는 비수술적인 방법을 먼저 시도하는 것이 좋겠습니다.

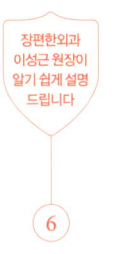

항문
항문 수술시 항문 측방 괄약근 절개술^{LIS, lateral internal sphincterotomy} 은 조심해서 시행해야 합니다

항문 수술을 할 때 항문 측방 괄약근 절개술^{LIS, lateral internal sphincterotomy} 을 시행하는 경우가 가끔 있습니다. 항문 괄약근의 긴장도가 증가하여 항문압이 높아서 치열이 발생하고 만성화되어 수술적 치료가 필요할 때 항문 측방 괄약근 절개술을 시행하게 됩니다.

하지만 이러한 항문 측방 괄약근 절개술을 하면 항문 괄약근의 긴장도가 감소하여 항문기능의 저하가 발생하는 경우가 드물지만 있을 수 있습니다. 따라서 항문 측방 괄약근 절개술은 꼭 필요한 경우에만 시행되어야 하는, 조심해서 선택해야 되는 수술방법인 것입니다.

하지만 일부 의사들 중에는 치질 수술을 할 때도 항문 측방 괄약근 절개술을 함께 시행하는 것이 좋다고 생각하시는 분들이 계십니다. 하지만 전 그 생각에 동의할 수 없습니다.

물론 항문 측방 괄약근 절개술을 시행하면 항문 수술 후 통증을 감소시킬 수 있습니다. 항문 수술 후 환자를 가장 힘들게 하는 통증을 현격하게 줄여준다는 장점이 있을 수는 있어도 심각한 합병증이 발생할 수도 있는 항문 측방 괄약근 절개술을 자주 하는 것은 좋지 않다고 생각하기 때문입니다.

항문 측방 괄약근 절개술의 합병증은 심각할 수 있습니다. 물론 측방 괄약근 절개술을 한다고 그 합병증이 자주 발생하는 것은 아니지만 한번 발생하면 평생 고통 속에서 살아야 할 수 있습니다. 바로 변실금이 발생할 수 있기 때문입니다.

특히 여성분들, 항문 괄약근 힘이 저하된 경우, 평소 방구가 자주 나오거나 화장실을 급하게 가야되는 경우가 있는 경우, 이전에 자연분만으로 수술한 경우 등은 항문 측방 괄약근 절개술을 조심해서 시행해야 합니다.

항문 괄약근의 기능은 항문의 압력을 유지하여 배변을 조절하는 것입니다. 이런 괄약근의 일부를 절개하면 일부에서는 방구가 자주 나오거나 심지어 변이 새는 경우가 발생할 수 있습니다. 젊은 나이라면 당장은 가스실금이나 변실금 증상이 없을 수 있습니다. 하지만 나이가 들어 전체적인 근육의 힘이 떨어지게 되면 변실금 증상이 비로소 나타날 수 있습니다.

변실금의 위험인자중 항문 수술이 포함되어 있습니다. 10여 년간 대장항문외과 세분전문의로 진료하면서 주위 의사에 의해 시행된 항문 측방 괄약근 절개술의 합병증으로 인해 고생하시는 분들을 제법 보았습니다. 치질 수술할 때 측방 괄약근 절개술을 하지 않은 저로서는 상당히 안타까운 상황이었습니다.

지금까지 당연시 여겨졌던 '만성치열시에는 항문 측방 괄약근 절개술을 시행한다'는 것에 대해서도 다른 의견이 등장하고 있는 요즘입니다. 최근에는 만성치열시에도 비수술적 방법을 먼저 시도해야 된다는 주장들이 받아들여지고 있습니다. 따라서 저는 항문 수술을 할 때 항문 측방 괄약근 절개술을 시행하는 것은 고려되어야 된다고 생각합니다.

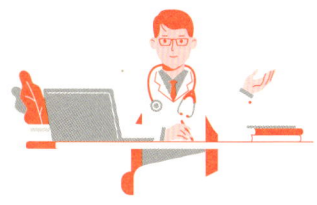

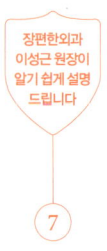

항문
항문 수술 후 반드시
입원이 필요한 것은 아닙니다

항문 수술 후에 하루나 이틀 정도는 입원을 해야한다고 생각하시는 경우가 많습니다. 하지만 제가 항문 수술을 하신 분들은 4~6시간 정도만 병원에서 지내시면 됩니다. 4~6시간만 병원에 계셔도 되는 이유는 마취 방법의 차이에 있습니다.

지금도 많은 항문 수술을 하는 병원이나 의원에서 선택하는 마취방법은 척추마취입니다. 허리쪽 척추에 마취제를 투입하여 항문 수술부위를 마취하는 방법입니다. 하지만 척추마취는 항문주위만 마취되는 것이 아니라 하반신 전체를 마취시킵니다.

그리고 척추마취 후에는 6시간 동안 머리를 들지 않고 침대에서 누워 있어야합니다. 왜냐하면 척추마취 후에 두통이 자주 발생하기 때문입니다. 이는 척수액이 마취부위로 새서 발생하는 합병증으로 때로는 아주 오랫동안 두통이 지속될 수 있습니다. 그리고 척추마취 후에는 간혹 소변을 잘 못 보는 경우도 발생합니다. 또한 더욱 심각한 문제는 척추마취로 인해 호흡곤란이나 혈압저하 같은 심각한 합병증이 발생할 수 있다는 점입니다.

이에 반해 꼬리뼈(미추) 부위에 마취제를 주사하는 미추마취는 합병증이 적고 마취가 빨리 풀리는 장점이 있습니다. 6시간 침대에서 절대 안정을 해야 하는 척추마취에 비해 2~3시간이면 걷기가 가능하고, 소변을 볼 수 있으며, 일상생활이 가능합니다. 따라서 굳이 오랜 기간 입원을 할 필요가 없는 것입니다.

저도 과거에는 항문 수술을 할 때 척추마취를 했습니다. 부끄러운 이야기지만 그때는 미추마취를 할 줄을 몰랐습니다. 그리고 과거에는 많은 의사들이 척추마취를 하고 있었고, 미추마취를 하시는 분은 손에 꼽을 정도로 적었기 때문에 척추마취가 정석인줄 알았습니다. 하지만 저는 이제 압니다. 수술환자를 위해서는 오히려 미추마취가 더 나은 마취방법이라는 것을 말입니다. 아직도 미추마취를 하는 의사가 많지는 않지만 저는 미추마취가 대세가 될 것이라고 생각합니다.

두통이 없고, 소변을 못 봐서 고생하는 경우가 없으며, 심장이나 호흡부전의 심각한 합병증이 발생할 가능성이 없는 미추마취가 더 좋습니다. 마취가 빨리 풀려서 일상생활 복귀가 가능하고, 병원에서 1박이나 2박을 해야 될 필요도 없는 미추마취가 훨씬 더 좋은 방법이라고 저는 생각합니다.

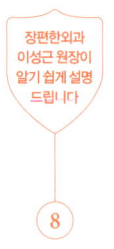

항문
항문 수술은 대장항문외과 세부전문의를 추천합니다

외과의사 중 항문 수술은 제대로 하는 의사를 검증하여 자격을 부여하는 제도가 있습니다. 바로 대장항문외과 세부전문의입니다. 이 자격은 대장항문 질환을 주로 연구하고 학술적 교류를 목적으로 설립된 대한대장항문학회에서 엄격한 기준으로 검증합니다.

또한 대장항문외과 세부전문의 자격은 일정기간마다 갱신을 합니다. 5년 동안 꾸준히 공부를 하고 학회에 참석하여 새로운 지식을 함양한 의사에게 그 자격을 부여하는 것입니다.

치질 수술을 산부인과 의사가 하고 내과의사가 하는 경우도 있다고 들었습니다. 정말이지 안타까운 상황입니다. 물론 의사 자격이 있으면 해도 법적으로 문제될 것은 없습니다. 저 역시 응급상황에서는 분만도 해야 하는 의사이니까요.

하지만 국민의 건강과 안전한 수술을 위해서는 대장항문 수술은 대장항문외과 세부전문의가 하는 것이 좋다고 생각합니다.

대장항문 세부전문의가 되기 위해서는 11년 이상의 시간이 필요합니다. 의사가 되고, 외과전문의가 되고도 또 수련을 받고 실력을 쌓아야 합니다. '1만 시간의 법칙'에서 말하는 것처럼 아주 오랜 시간 경험을 쌓고 실력을 향상시켜야 합니다. 실수를 극복하고 더 나은 방법을 찾아 끊임없이 연구해야 합니다.

제가 대장항문 세분전문의가 된 것은 2011년입니다. 그리고 5년마다 대장항문 세부전문의 자격을 갱신하고 있습니다.

이제 대장항문 관련 시술과 수술은 대장항문외과 세부전문의를 찾으세요. 그리고 그 대장항문외과 세부전문의가 일정기간마다 자격을 갱신하고 있는지 확인해보세요. 대한대장항문학회에서 검증한 전문가는 뭐가 달라도 다릅니다.

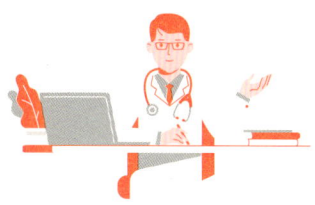

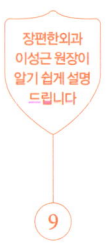

항문
항문 출혈이 있으면 항문 수술 전 대장내시경을 해보시는 것이 좋습니다

항문 출혈의 원인 중 가장 흔한 것은 치질입니다. 하지만 항문 출혈의 원인으로 치질 이외에 다른 대장질환이 있는지 대장내시경으로 확인해야 합니다. 가끔이지만 '치질일줄 알고 치질 수술을 했는데 한참 지나서 알고보니 대장암인 경우'가 있을 수 있기 때문입니다. 실제로 진단이 늦어져 대장암 치료시기를 놓친 경우도 간접 경험하였습니다.

따라서 저는 항문 출혈로 내원하여 치질을 진단받고 수술을 하기로 하신 분들께 대장내시경을 꼭 해보시라고 권유 드립니다. 대장암은 1~2년 만에도 발생할 수 있기 때문에 1~2년 전에 대장내시경이 정상이었다고 하시는 분들도 대장내시경으로 출혈의 원인을 확인하는 것이 좋습니다.

대장 출혈의 원인은 대장암 뿐만 아니라 다양한 원인으로 발생할 수 있습니다. 궤양성 대장염이나 크론병 같은 염증성 질환이 원인이 경우도 있고, 대장용종이나 대장게실 같은 양성질환 때문일 수도 있습니다. 이런 대장질환은 모두 대장내시경으로 진단할 수 있습니다.

대장항문을 주로 진료하는 의원일지라도 치질 수술 전 대장내시경을 하지 않는 이유는 몇 가지가 있습니다.

먼저, 대장내시경을 할 수 있는 여건이 안 되는 경우입니다. 대장내시경은 실제로 어려운 술기입니다. 대장내시경을 능수능란하게 하기위해서는 많은 경험과 시간이 필요합니다. 그리고 내시경 장비도 비쌉니다. 몇 번 하지 않은 검사를 위해 비싼 장비를 구비하고 있는 곳이 많지는 않습니다.

두 번째, 대장내시경은 합병증이 발생할 수도 있는 시술이기 때문에 전문가가 아니면 쉽게 검사를 권유하기가 힘듭니다. 대장내시경으로 인해 출혈이나 천공 같은 합병증이 발생할 수 있기 때문에 대장내시경을 잘하는 의사가 아니라면 수술 전 검사하기가 쉽지 않습니다. 당연한 이야기이 겠지만 대장내시경은 잘하는 의사가 하면 안전한 검사입니다.

현실적으로 대장내시경을 수술 전 하는 것이 쉽지 않겠지만, 대장내시경은 항문 출혈로 내원한 항문질환 환자에게는 수술 전 반드시 필요한 검사입니다. 교과서에도 '항문 수술 전 대장내시경을 반드시 해야 한다'고 적혀 있습니다. 교과서에는 구불결장과 직장만 관찰하는 구불결장경이라도 하라고 권고하고 있지만 대장 전체를 다 보지 못하는 구불결장경은 한계가 있습니다.

저는 항문 출혈로 내원하신 분들은 반드시 대장내시경을 시행해야한 다고 생각합니다. 그것이 고객을 위한 길이며 의료사고와 오진을 막을 수 있는 지름길이라고 생각하기 때문입니다.

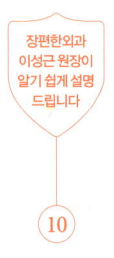

항문
항문 수술의 패러다임은 변하고 있습니다

   시대가 변하고 많은 것들이 업그레이드되고 있습니다. 항문 수술에서도 변화와 혁신은 계속되고 있습니다.

   물론 변하지 않은 것도 있고, 변하지 않아야하는 것도 있습니다. 그것은 무엇보다 환자가 우선 되어야하며, 환자의 안전과 만족이 판단기준이 되어야 한다는 것입니다.

   새로운 변화와 수술방법의 기술적 발전에 동참하기 위해서는 끊임없는 학회활동과 공부와 연구가 필요합니다. 최신 의료기술을 접하고, 본인의 경험과 실력에 접목하여 더 나은 진료와 수술을 환자에게 제공하기위해 노력해야 합니다.

   저는 항문 수술을 할 때 항문 측방 괄약근 절개술^{LIS, lateral internal sphincterotomy}을 시행하지 않습니다. 가스실금이나 변실금 같은 합병증이 발생할 수 있기 때문입니다. 심지어 과거에는 당연시 되었던 치열의 치료에서도 항문 측방 괄약근 절개술을 바로 시행하지 않습니다. 최후의 수술방법으로 생각하고 다양한 비수술적 방법을 먼저 시도합니다.

그리고 통증이 적고 합병증이 적은 치질 수술을 위해 다양한 수술방법을 활용합니다. 치질 수술의 정석이라고 알려진 전통적인 수술을 선호합니다만, 10여 년 전에 도입된 원형자동문합기를 이용한 수술법에서 업그레이드되어 최근 각광받고 있는 선택적 치핵절제술(TST)을 시행하기도 합니다.

또한 항문 출혈로 내원한 경우 수술 전 대장내시경 검사를 먼저 합니다. 항문 출혈의 원인으로 대장질환이 있는지 확인하고 혹시나 있을지 모르는 대장암(직장암 포함)을 놓치지 않기 위함입니다.

그리고 무조건 항문 수술을 권유하지 않고 정직하고 정확하게 진료하여 꼭 필요한 경우에만 수술을 하도록 합니다. 수술을 만병통치약으로 생각하지 않고 가급적 항문을 보존하고 항문기능을 살리는 방법을 모색하고자 합니다.

다양한 수술법이 있는 치루도 가장 안전하고 합병증이 적다고 알려진 시톤법을 선호합니다. 항문 괄약근을 바로 절개해버리는 치루절개술을 선택하는 경우가 많지 않고, 가급적 항문 괄약근의 손상을 최소화 할 수 있는 수술법을 선택하는 것입니다.

치열 치료에 있어서도 가급적 수술을 피하고자 합니다. 최대한 보존적 치료를 먼저 시도하고 보톡스 치료 등 비수술적인 방법을 최대한 활용하고자합니다.

제가 대장항문외과 세부전문의가 된지도 이제 10여년이 되어갑니다. 배움에는 끝이 없다는 생각으로 끊임없이 업그레이드하는 대장항문외과 전문의가 되도록 노력하겠습니다.

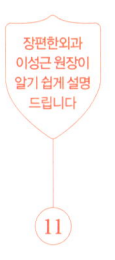

대장
모든 대장용종이 대장암이 되는 것은 아닙니다

대장용종이 대장암이 될 수 있는 것은 사실입니다. 하지만 모든 대장용종이 대장암이 되는 것은 아닙니다. 대장용종중 '선종 adenoma'만이 대장암이 될 수 있습니다. 과형성 용종이나 염증성 용종 같은 다른 대장용종은 대장암과는 무관합니다.

그리고 선종 adenoma 이 모두 암으로 가는 것도 아닙니다. 선종의 일부가 암으로 발전하는 것이기 때문에 대장내시경후 선종이 나왔다고 해서 대장암에 대해 너무 걱정할 필요는 없으십니다. 보통 선종의 약 10~15%정도가 암으로 발전한다고 알려져 있습니다.

좀 더 자세히 설명 드리면 선종도 두종류로 나뉩니다. 저등급 이형성 low grade dysplasia 선종과 고등급 이형성 high grade dysplasia 선종으로 나뉘는데, 이중 고등급 이형성 선종이 암으로 발전 가능성이 더 높습니다. 따라서 조직검사에서 고등급 이형성 선종으로 나왔다면 좀 더 짧은 간격으로 대장내시경을 하는 것이 좋습니다.

대장용종절제술을 하신 분들에게 조직검사 결과가 선종으로 나왔다고 말씀 드리면 걱정을 많이 하시는 분들도 계십니다. 대장암과 연관이 있는 대장용종이라고 걱정하시면서 말이죠. 하지만 선종이라도 제거를 했다면 걱정할 필요가 없습니다. 이제 더 이상 대장 안에 선종은 없으니까 말이죠.

괜한 오해로 대장용종을 두려워 할 이유는 없습니다. 모든 대장용종이 대장암과 연관이 있는 것이 아니기 때문입니다. 그리고 설사 선종이 있다고 하더라도 제거만 해버리면 대장암을 예방할 수 있기 때문에 선종을 그렇게까지 두려워 할 필요도 없습니다.

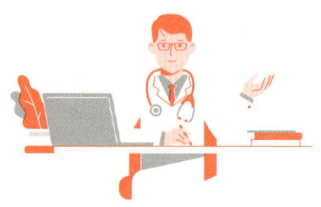

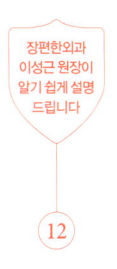

대장
대장암의 원인이 되는 선종을 제거하는 것이 대장암을 예방하는 가장 좋은 방법입니다

대장암의 원인은 다양하게 알려져 있습니다. 하지만 그중 대장용종 중 한 가지 종류인 선종 adenoma 이 대장암의 주요 원인으로 꼽힙니다. 선종은 대장암의 원인 중 90%정도를 차지할 정도로 큰 연관이 있습니다.

이를 다르게 해석하면 선종을 제거하면 대장암을 예방할 수 있다는 것입니다. 따라서 대장암을 예방하기 위해서는 반드시 대장내시경을 하여 대장용종을 찾아내고 용종절제를 하는 것이 필요합니다.

대부분의 암 cancer 들과는 다르게 다행히도 대장암은 예방할 수 있습니다. 대장암의 대부분의 원인인 선종을 대장내시경을 통해 제거하면 되기 때문입니다.

대장암의 원인인 선종이 진단된 경우는 다른 용종보다는 추적검사 간격을 짧게 하는 것이 필요합니다.

일반적으로는 대장용종이 없으면 대장내시경을 하고 5년 후에 다시 검사를 하라고 권유 드리며, 선종이 1~2개이거나 선종이 아닌 대장용종이 있는 경우는 3년 후에 검사를 권유 드립니다.

선종이 3개이거나 1cm이상의 선종인 경우, 융모성분이 포함된 선종인 경우는 1년 후에 대장내시경 검사를 권유합니다. 나쁜 선종으로 알려져 있는 고등급 이형성 선종인 경우에는 6개월 후 추적 대장내시경 검사를 하는 것이 좋습니다.

대장암의 원인이 되는 선종은 제거를 해도 또 다른 위치에 선종이 발생할 수 있습니다. 그리고 대장내시경 결과가 정상이었다 하더라도 시간이 지나면 선종이 발생할 수 있습니다. 따라서 대장내시경은 정기적으로 꾸준히 검사하는 것이 좋습니다.

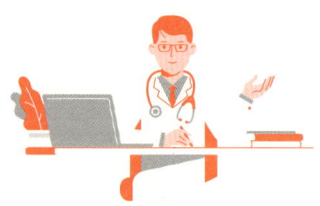

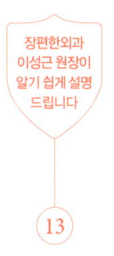

대장
대장내시경은 40세부터 하는 것이 좋습니다

    대장내시경을 언제부터 하는 것이 좋을까요? 대장내시경이 국가암검진에 해당되지 않기 때문에 명확히 정해진 것은 없지만 국립암센터에서 발표한 최근 자료에 따르면 45세부터 시행 받는 것이 추천됩니다. 하지만 저는 40세부터 대장내시경을 하는 것이 좋다고 생각합니다. 실제로 저는 대장내시경을 35세에 처음으로 시행 받았습니다.

    제가 40세부터 대장내시경을 추천하는 이유는 실제로 40세부터 대장암의 원인이 되는 대장용종이 제법 발견되기 때문입니다. 심지어 40세 미만에서도 내분비종양(대장암의 일종으로 과거 유암종이라고 불렸음)이 드물지만 발견되기 때문에, 기회가 되면 35세부터 대장내시경을 하는 것도 좋다고 저는 생각합니다.

    물론 증상이 있다면 나이에 상관없이 대장내시경을 하는 것이 추천됩니다. 설사를 반복하고, 복통이 있으며, 체중감소가 있는 젊은 분들 중에는 대장내시경에서 염증성 장질환으로 진단되는 경우도 종종 있습니다. 체중감소, 복통, 혈변, 대변습관의 변화가 동반된다면 나이에 상관없이 대장암 감별을 위해 대장내시경을 받는 것이 좋습니다.

또한 대장암(직장암 포함) 가족력이 있다면 다른 분들보다 더 일찍부터 대장내시경을 받는 것이 좋습니다. 가족성 선종성 용종증 attenuated familial adenomotous polyposis 같은 선천성 질환이 있는 경우에도 당연히 이른 나이부터 검사를 하는 것이 좋습니다.

검사 시기를 추천할 때는 비용대비 효율을 따져서 판단하는 경우가 많습니다. 하지만 경제적인 여유가 된다면 대장내시경을 이른 나이에 한번 받아보는 것도 좋다고 저는 생각합니다. 우리나라는 의료혜택이 좋아서 미국처럼 대장내시경이 100만원이 넘는 상황이 아니라 그보다 1/10 가격으로도 검사를 받을 수 있습니다. 대장내시경 검사에 비용이 발생하지만 실보다는 득이 더 많기 때문에 기회가 되면 40세 전이라도 대장내시경을 받는 것이 좋습니다.

대장내시경은 대장용종을 제거함으로써 대장암을 예방할 수 있는 좋은 검사입니다. 대장내시경 검사를 위해 장청소를 해야 하는 불편감은 다소 있지만, 최근에는 알약으로 장을 청소하는 편한 방법도 있으니 검사를 망설일 이유는 없겠습니다.

제가 대장내시경을 시작한지도 10여년이 되었습니다. 지금까지 19,000

명이 넘는 분의 대장내시경 검사를 진행하였습니다. 하지만 아직도 대장내시경을 처음 해보신다는 50세 이상의 고객분들을 자주 만납니다. 처음으로 검사를 하신다는 그분들을 검사할 때는 혹시나 큰 용종이나 암이 있지나 않을까 걱정이 되는 경우가 많습니다. 제가 국립암센터 대장암센터에서 근무할 때 뒤늦게 진단되어 고생하시는 대장암 환자분들을 많이 보면서 안타까워했던 경험 때문입니다.

이 글을 읽으시는 여러분이 40세 이상이고, 대장내시경을 한번도 해보지 않으셨다면 당장 가까운 대장항문전문외과에서 대장내시경 검사를 받으시기를 강력히 추천 드립니다.

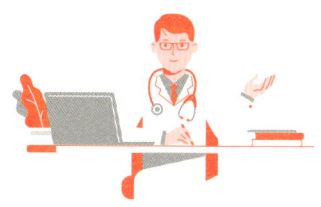

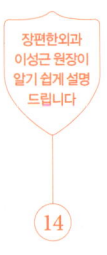

대장
대장내시경 검사 한번으로 5년 동안 대장암 걱정없이 지내세요

대장내시경 검사를 자주 하실 필요는 없습니다. 대장내시경상 특별한 이상소견이 없다면 5년 후 재검하시면 됩니다. 물론 대장용종 등 이상소견이 있다면 추적검사 시기는 달라질 것입니다.

대장내시경의 필요성은 아무리 강조해도 모자람이 없습니다. 대장암의 씨앗이 되는 대장용종을 찾아내어 제거함으로써 대장암을 예방할 수 있습니다. 또한 대장내시경은 대장병변을 찾아내어 조직검사를 할 수 있는 가장 확실한 진단법입니다.

대장내시경 검사를 한번도 해보지 않으신 분들을 아직도 많이 만납니다. 대장내시경 검사를 늦게 하여 작은 대장용종 상태가 아니라 큰 종괴 상태로 발견되는 경우가 아직도 많습니다. '검사를 조금만 빨리 하셨어도 좋았을텐데' 하는 아쉬움이 남을 때가 많습니다.

대장암은 진단되었을 때 초기일수록 여러 가지가 이롭습니다. 빠른 시기에 진단된 조기대장암은 수술을 하지 않고 내시경으로 치료할 수 있습니다. 대장암을 수술하지 않고 내시경으로 치료한다는 것은 하늘과 땅 차이만큼 큰 차이가 있습니다. 대장을 절제하지 않아도 된다는 것은 여러 가지 수술 합병증을 막을 수 있다는 장점이 있습니다. 그리고 대장암을 조기에 발견하게 되면 항암치료나 방사선 치료를 받지 않아도 됩니다. 또한 재발 걱정 없이 지낼 수 있다는 점도 큰 이득입니다.

대장내시경 검사 한번이면 5년 동안 대장암 걱정을 하지 않아도 됩니다. 대장암의 원인이 되는 대장용종을 대장내시경을 통해 제거를 하면 대장암 걱정 없이 두 다리 뻗고 주무실 수 있습니다. 이처럼 좋은 대장내시경 검사를 망설일 필요가 없습니다. 다른 그 어떤 검사보다 검사이득이 많은 검사가 대장내시경입니다.

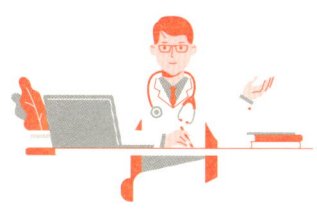

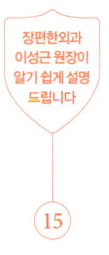

대장

대장내시경은 자세히 봐야 보입니다.
대장관찰시간이 몇 분이었는지 확인해보세요

대장내시경 검사는 자세히 봐야합니다. 자세히 보지 않으면 병변을 놓치는 경우가 많습니다. 병변이 있지만 병변을 찾지 못하는 확률을 'missing rate'라고 하는데 대장내시경은 생각보다 missing rate가 높습니다. 1cm이상의 대장용종을 발견하지 못할 확률이 1%이상 될 정도입니다.

대장용종을 발견하지 못하고 놓칠 확률이 있는 이유는 대장의 구조적인 문제 때문입니다. 대장은 장청소가 잘 안되어 병변을 찾지 못하는 경우도 자주 있지만, 구조적으로 대장 주름이 많아서 주름 뒤쪽은 관찰하기 힘든 경우가 많습니다. 또한 대장이 꺾여있는 부분이 4~5군데 되는데 그 부분은 관찰하기 어려운 맹점이 됩니다. 그 맹점부위에 병변이 있는 경우에는 병변을 놓칠 확률이 있는 것입니다.

물론 대장내시경 검사를 잘 하는 의사는 missing rate가 낮습니다. 그리고 대장내시경 검사시간 중 삽입시간이 아니라 회수시간이 길수록 missing rate는 낮습니다. 회수시간이라는 것은 대장의 가장 안쪽인 맹장 cecum 에 도착한 후 대장 관찰을 시작하여 직장 rectum 까지 나올 때까지 모든 부위의 대장을 관찰하는 시간을 말합니다.

보통 대장내시경 회수시간은 6분 이상 관찰할 것을 여러 학회에서 추천하고 있습니다. 적어도 관찰시간을 6분 이상은 가져야 병변을 놓칠 확률이 낮다는 것입니다.

하지만 실제 임상에서는 이 6분을 지키지 않는 경우가 많습니다. 특히 고객들이 많아 바쁜 병의원이거나 검진을 주로 하는 검진기관에서는 일에 쫓기어 검사를 오랜시간동안 하는 것이 어려울 때가 많습니다. 따라서 이제는 의료소비자가 직접 챙겨야 합니다. 당당히 대장내시경 검사를 한 의사에게 물어야 합니다. '대장내시경 회수시간이 몇 분이냐?'고 말이죠.

대장내시경에서 병변 발견의 확률을 높이기 위해서 수검자가 하면 좋은 방법들이 몇 가지 있습니다.

첫째로 대장내시경 검사전 장정결을 잘 해야 합니다. 음식물이 남아있거나 장청소가 잘되지 않으면 병변을 놓칠 가능성이 높아집니다. 따라서 장정결제 복용을 정해진 시간에 맞춰 잘 준수하고, 3일전부터는 해조류, 씨 있는 과일과 야채, 견과류 등 피해야 할 음식섭취를 하지 않도록 해야 합니다.

두 번째로 대장내시경을 진정내시경으로 하는 것이 missing rate를 줄일 수 있습니다. 대장내시경은 위내시경에 비해 검사가 다소 힘듭니다. 그래서 진정내시경이 아닌 일반으로 대장내시경을 하면 검사 중 통증을 다소 느끼게 됩니다. 검사를 받는 사람이 통증을 호소하면 검사를 하는 의사는 아무래도 검사를 빨리 마치려 할 것입니다. 따라서 충분한 시간동안 대장을 관찰하려면 진정내시경 상태가 더 이롭습니다.

  마지막으로 바쁜 시간대를 피하는 것이 좋습니다. 검사를 하는 의사가 다른 일이 많아 일에 쫓기게 되면 관찰시간이 줄어들 수 밖에 없습니다. 의사 한 명당 대장내시경 건수를 얼마나 하는지 알아본 후 여유 있게 검사하는 병의원에서 검사하는 것도 좋습니다.

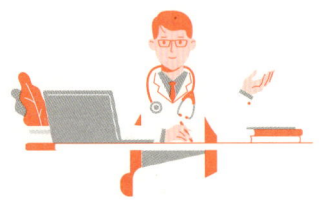

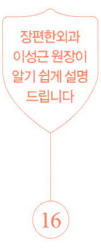

대장

대장내시경은 어려운 술기입니다.
검사하는 의사가 지금까지 대장내시경을 얼마나
해보았는지 확인해 보세요

대장내시경 검사는 배우기가 힘든 검사입니다. 위내시경에 비해 검사하는 의사가 검사에 익숙해지는데 필요한 시간이 많이 소요됩니다. 연구에 따르면 대장내시경에 익숙해지려면 대장내시경 경험이 500건 정도는 되어야한다고 보고합니다. 저 역시 2009년에 국립암센터에서 대장내시경을 시작했을 때 500건 정도 했을 때야 비로소 조금 대장내시경에 익숙해진 느낌을 가졌습니다.(500건이 될 때까지는 교수님께서 뒤에서 지도를 해주셨습니다)

그리고 그 이후 대장내시경을 11년째 쉬지 않고 해오고 있습니다. 그 덕분에 2019년 12월까지 19,144회의 대장내시경을 시행했습니다. 11년동안 대장내시경을 해오면서 '대장내시경은 하면 할수록 참 어렵다'고 느낍니다. 경험이 쌓이면 쌓일수록 그전에 쉽게 느껴졌던 것이 자만이었음을 알게 됩니다.

 대장내시경이 힘든 검사인 이유는 대장내시경으로 인해 합병증이 발생할 수 있고, 때로는 그 합병증이 검사하는 분을 위험한 상태로까지 만들 수 있기 때문입니다.
 대장내시경의 합병증은 크게 출혈과 천공이 있습니다. 물론 그 합병증의 빈도수는 높지 않습니다. 그래도 한번 발생하면 심각해질 수 있는 합병증이기에 매사에 조심해야 합니다.
 대장내시경 후 출혈이나 천공이 발생하는 이유는 수검자의 요소도 있겠지만 검사하는 의사 때문인 경우도 종종 있습니다. 대장내시경에 충분히 익숙해지지 않은 의사들에게서 합병증이 발생할 가능성이 높은 편입니다.

 따라서 대장내시경을 어느 병원에서 할 것인가를 결정할 때 가장 중요한 것은 검사하는 의사의 경험입니다. 검사하는 의사가 대장내시경을 얼마나 많이 해보았는지 확인하는 것을 이제는 의료소비자가 챙겨야 합니다.
 이때 조심해야 할 것은 유명한 병의원이라고 해도 실제로 나의 대장내시경을 하는 의사가 누구인지를 확인해야한다는 점입니다. 의사수가 2명 이상 여러 명이 있는 경우에는 내가 아는 그 의사가 진짜로 나의 대장내시경 검사를 하는지 까지 확인해야 되는 것입니다.

 대장내시경을 어디서 할 것인가를 판단할 때 고려해야 할 점이 몇 가지 더 있습니다.
 첫째, 대장내시경 장비를 확인해야 합니다. 우리나라에서 판매되고 있는 대장내시경 장비는 다양하며, 의사들마다 선호하는 제품이 다르긴 합니다만 그래도 이왕이면 좋은 장비로 검사받는 것이 좋습니다.

둘째, 장비의 소독을 제대로 하는지 확인해야 합니다. 철저하게 원칙을 준수하고, 제대로 소독하는 곳인지 확인해야 합니다. 가능하다면 내시경 소독하는 곳을 직접 보고 싶다고 부탁해보세요. 당당히 보여준다면 믿을 수 있는 곳입니다.

마지막으로 대장내시경 세부전문의인지 확인해 보세요. 내시경 관련 학회에서 인증하는 의사인지 확인해보면 도움이 됩니다. 대장내시경 인증의라고 해서 내시경을 다 잘하는 것은 아니지만 적어도 학회에서 꾸준히 공부하고 최신지견을 업그레이드하는 의사라면 믿을 만합니다. 학회에서 내시경 관련해서 강의를 할 정도의 실력이라면 더욱 믿을 만합니다.

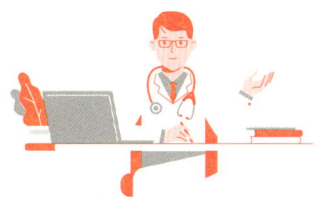

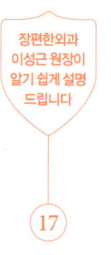

대장
대장내시경을 하면서 대장용종절제술을 검사와 동시에 같이 할 수 있는 의원은 많지 않습니다

대장내시경을 하면서 당일에 대장용종절제술을 하는 것이 얼핏 당연하게 생각되지만 실제로는 한 번에 대장용종절제술까지 할 수 있는 의원이 그리 많은 것이 아닙니다. 실제로 대장내시경을 한다고 하지만 위내시경을 위주로 하는 의원은 대장내시경에 약한 것이 사실입니다. 따라서 대장내시경을 받는 고객들은 당연히 한꺼번에 대장용종절제술까지 해주는 곳을 선택하는 것이 좋습니다.

저 역시나 과거에 검진센터에서 근무할 때는 대장용종절제술을 굳이 하려고 하지 않았습니다. 검진센터에는 입원실이 없었기에 큰 용종을 제거한 후에 합병증을 예방하기 위한 조치를 하는 것에 한계가 있었기 때문입니다. 그리고 하루에 16명씩 대장내시경과 위내시경을 함께 했어야했기에 대장용종절제술까지 해드릴 시간적인 여유가 없었습니다. 검진센터에서도 대장용종절제술를 하는 것보다 대장내시경 한건 더 하는 것을 원했기에 대장용종절제술을 하고 싶어도 하지 못하는 상황이 생기곤 했습니다. 그래도 다른 분들에 비해 나름 최선을 다해 대장용종절제술을 검사와 동시에 하려고 했다고 자부합니다.

대장용종절제술을 당일에 하지 못하는 또 다른 이유는 합병증의 발생이 걱정되어서 입니다. 대장용종절제술은 일종의 수술입니다. 병변을 제거하고 치료하는 검사가 아니라 수술인 것입니다. 그래서 보험회사에서도 대장용종절제술을 하고나면 수술에 준해서 보험금을 지급합니다. 대장용종절제술을 합병증이 발생할 수 있는 수술로 보는 것입니다.

대장용종절제술의 합병증은 출혈과 천공입니다.
대장용종절제술 후 출혈은 가끔 발생할 수 있는 합병증으로 저도 경험이 있습니다. 큰 용종을 제거하거나 여러 개의 용종을 제거한 경우 출혈의 발생가능성이 높아집니다. 그리고 대장용종절제술 후 조심해야 할 점들을 지키지 않은 경우에도 출혈이 발생할 수 있습니다. 1주일간 술을 드시면 안 되고, 무리한 운동을 하면 안 되는데 골프 치시고 술 드신 분에게서 출혈이 발생한 적이 있습니다.
하지만 출혈에 비해 대장용종절제술 후 천공은 발생해서는 안 되는 합병증 입니다. 대장은 그자체가 워낙 얇은 편인데 용종을 제거한 부위가 더 얇아지면서 천공이 발생하는 것입니다. 개인적으로는 아직 한번도 용종절제술 후 천공이 생긴 적이 없는데 천공은 상상만해도 가슴이 철렁하는 합병증 입니다.

이러한 용종절제술 후 합병증이 걱정이 되어 실제로 대장내시경에서 진단만 하고 치료까지 하지 않은 의원이 생각보다 많습니다. 대장내시경을 하는 고객입장에서 판단하면 대장내시경에 충분한 경험이 있고, 용종절제술 후 합병증까지 감당할 수 있으며, 입원실을 갖춘 의원에서 대장내시경을 하는 것이 여러 가지로 유리합니다.

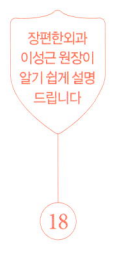

대장
대장내시경을 아프지 않게 하기 위해서는 CO_2 가스주입장치가 필요합니다

대장내시경은 다소 힘든 검사입니다. 4~5군데 꺾여있는 150cm 정도의 긴 대장을 거꾸로 거슬로 들어가는 것은 쉽지 않습니다. 또한 숨어있을 수 있는 대장용종 등 대장병변을 찾기 위해 대장에 공기를 주입하여 팽창시켜야하기에, 그로인한 복부통증은 수반될 수밖에 없습니다. 하지만 최근에 공기 대신에 CO_2 주입하는 장치가 개발되어 대장내시경을 편하게 검사하는데 큰 도움을 주고 있습니다.

과거에는 CO_2 주입장치를 구비하고 있는 곳이 많지 않았습니다. 11년째 대장내시경을 하고 있는 저도 2년 전부터 비로소 CO_2 주입장치를 사용하고 있는 정도였습니다.

CO_2 주입장치가 과거에 적극적으로 활용되지 못했던 이유는 CO_2 주입장치를 사용한다고 병원에 이득이 되는 것이 없었기 때문입니다. 800만원에서 1000만원 정도 하는 CO_2 주입장치를 구입하여 사용한다고 해서

대장내시경을 검사하는 사람에게 비용을 추가로 더 받을 수 없었습니다. 병원입장에서는 비용은 지출되는데 수입이 없으니 CO_2 주입장치를 구매하는 의사가 없었던 것입니다.

하지만 CO_2 주입장치는 확실히 도움이 됩니다. 공기대신 CO_2를 이용하여 대장을 팽창시키면 관찰이 용이할 뿐만 아니라, 주입된 CO_2가 금방 흡수가 되어 팽창된 대장이 원래 모양으로 되돌아오면서 복부통증이 빠른 시간 내에 없어집니다. 물론 흡수되는 CO_2는 전혀 해가 되지 않습니다. 2019년 가을에 제가 대한외과의사회 추계연수강좌때 이 CO_2 주입장치를 이용한 대장내시경에 관한 강의를 하였는데 많은 참석의사들이 관심을 가져주셨습니다. 강의를 듣고 나서 CO_2 주입장치를 판매하는 업체들에 문의전화가 쇄도했다는 후문을 들었을 정도입니다.

대장내시경을 하는 고객입장에서 판단하면 당연히 CO_2 주입장치가 갖추어져있는 곳에서 검사를 하는 것이 훨씬 유리합니다.
따라서 여러분께 권유 드립니다. 같은 비용을 내지만 더 좋은 장비를 갖추고 있는 곳에서 검사를 받으시라고 말이죠. 좋은 장비를 활용하여 수검자에게 통증을 조금이라도 적게 주고자 노력하는 의원에서 대장내시경 검사를 하시는 것이 좋다고 말입니다.
비용보다는 고객을 생각하고, 최신의 장비를 도입하여 고객을 배려하는 의원이야말로 진정 대장내시경 의원이라고 할 수 있겠습니다.

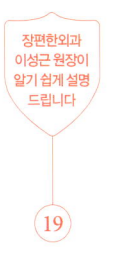

대장
대장내시경 검사 전 장청소를 위해 이제는 많이 마시지 마시고 먹는 약으로 편하게 하세요

대장내시경은 검사를 하는 의사도 힘든 검사이지만, 검사를 받는 수검자도 힘든 검사입니다. 특히나 대장내시경 준비과정에서 장청소하는 것이 더 힘들다고 호소하시는 분도 많으십니다. 마시는 약이 힘들어서 대장내시경을 못하겠다고 말씀하신 분도 많은 실정입니다.

대장내시경을 검사하기 위해서는 반드시 대장을 깨끗이 비워야 제대로 검사할 수 있습니다. 장청소를 하기위해서는 장청소약을 드셔야하는데 과거에는 마셔야하는 양이 많고 맛도 없어 불편했습니다. 근래에는 마시는 장청소약도 용량이 줄고 맛이 좋아져서 과거보다는 훨씬 편해졌습니다만, 최근 먹는 장청소약이 나와서 많은 분들이 만족해하십니다.

물론 먹는 장청소약은 아직 비급여항목이라 고객분이 비용을 부담해야 되는 면이 있습니다. 일반 장청소약이 보통 7100원이라면 먹는 약은 3~4만원 정도 합니다. 비급여항목이라 의원들마다 먹는 약 가격이 다소 다른 면이 있습니다.

장청소 효과는 마시는 약과 먹는 약이 큰 차이는 없습니다. 과거 장청소약 드시는 것이 힘들었던 분이나 마시는 약에 역겨움이 있는 분들은 먹는 장청소약을 드시는 것도 좋은 선택이 될 것입니다.

물론 저는 아직도 마시는 장청소약을 처방하는 빈도가 훨씬 많습니다. 하지만 고객입장에서는 마시는 약과 먹는 약을 모두 갖추고 있어, 어떤 약을 복용할지 선택할 수 있는 곳에서 검사하는 것이 좋을 것입니다.

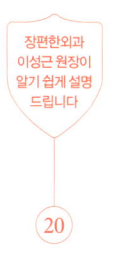

대장
대장내시경은 대장내시경 세부전문의를 추천합니다

치질을 대장항문외과 세부전문의에게 진료 받고 수술 받는 것이 좋듯이 대장내시경도 대장내시경 세부전문의에게 검사 받고 용종절제술을 받는 것이 좋습니다. '약은 약사에게, 진료는 의사에게, 대장내시경은 대장내시경 세부전문의에게'입니다.

대장내시경 세부전문의는 대한대장항문학회에서 인증하는 제도입니다. 학회에서 검증을 하고 자격이 되는 의사에게 부여하는 인증제도인 것입니다. 일정 건수의 대장내시경을 해본 의사에게 신청을 받고, 필기시험을 통해 검증을 하여 합격자에게 자격을 부여하는 것입니다.

저는 2009년 국립암센터에서 전임의로 대장내시경 경험을 쌓고, 2010년에 대장내시경 세분전문의 자격을 부여받았습니다. 그리고 5년 후인 2016년에 대장내시경 세부전문의 자격을 갱신하여 다시 부여받았습니다. 대장내시경 세부전문의 자격을 유지하려면 5년마다 일정교육을 이수 받아야 합니다.

　대장내시경을 시작한지 11년이 되는 2019년에 저는 제가 지금까지 시행한 대장내시경 건수를 정리해보았습니다. 국립암센터에서 대장내시경 아카데미를 수료한 후 대장내시경을 꾸준히 시행하고 있습니다. 2010년에는 부산에 있는 대장항문 전문병원에서 위내시경까지 경험을 쌓아서 그 이후로 꾸준히 위내시경도 시행하고 있습니다.
　대장내시경을 처음 시작할 때는 대장항문 수술을 하는 의사로서 대장내시경을 할 줄 아는 정도만 하게 될 줄 알았습니다. 하지만 셋째가 태어나고 가족과 함께 추억의 시간을 보내기 위해 제주로 잠시 이사를 했습니다. 그리고 제주에서 지내는 동안 검진센터에서 일하면서 참으로 많은 대장내시경과 위내시경을 하게 되었습니다.
　'1만 시간의 법칙'에서 한 분야의 전문가가 되기 위해서는 1만 시간의 노력과 경험이 필요하다고 했는데, 대장내시경과 위내시경 분야에서 저는 수만 시간의 경험을 쌓은 것 같습니다. 하지만 지금도 겸손한 마음으로 매번 최선을 다해서 대장내시경을 하려고 노력합니다.

　전국에 대장내시경을 하는 의사는 많습니다. 하지만 대장내시경은 '대장내시경을 잘하는 의사'에게 받는 것이 좋습니다. 이왕이면 경험이 많고 산전수전 겪은 사람에게 대장내시경 검사를 받으시라고 권유 드립니다. 당연한 사실이지만 대장내시경 잘하는 의사에게 검사받는다고 비용이 더 많이 드는 것도 아닙니다.
　다시 한 번 강조하면 '치질 수술은 대장항문외과 세분전문의에게, 대장내시경은 대장내시경 세부전문의에게'입니다.

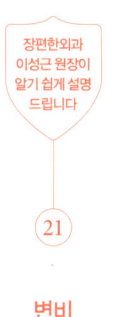

변비
변비를 제대로 진단하기 위해서는 검사가 필요합니다

변비는 흔합니다. 하지만 변비를 정확하게 진단하기 위해서는 몇 가지 검사가 필요합니다. 변을 자주 못 본다고, 변을 시원하게 보지 못한다고 단순히 변비라고 치부해버리면 안되겠습니다. 검사를 통해 변비가 맞는지, 어떤 유형의 변비인지를 확인하는 과정이 필요하겠습니다.

변비는 90%정도가 기질적 원인이 없는 특발성 또는 기능성 변비입니다. 나머지 10%정도가 2차적 원인이 있는 변비로, 기질적 국소적 질환이나 전신질환 또는 약물 때문인 경우입니다.

여기서 중요한 것은 대부분의 변비가 원인이 없는 경우이지만 반드시 기질적 원인이 있는지 변비 치료 전에 확인해야한다는 것입니다. 특히 출혈이나 체중감소 등 경고 증상이 있는 경우에는 기질적 병변의 유무를 반드시 확인해야 합니다. 다시 말해 대장암의 위험인자가 있는 경우에는 반드시 철저히 검사해야 합니다.

변비가 2차적 원인 때문에 발생할 수 있는 경우는 매우 다양하지만 가장 먼저 검사해야 할 것은 대장암을 감별하기 위한 대장내시경 검사입니다. 그리고 전신질환을 배제하기 위한 혈액검사와 갑상선기능검사와 전해질 검사 등입니다. 물론 단순복부촬영을 하는 것도 추천드립니다.

변비의 원인으로 2차적 원인이 없다고 확인한 다음에는 원발성 기능성 변비를 구분하기 위해 대장 통과시간 검사(CTT)를 하는 것이 필요합니다.
대장 통과시간 검사를 통해 정상 통과시간형 변비인지, 서행성 변비인지, 기능성 출구 폐쇄증 변비인지를 감별하는 것입니다. 변비의 3가지 유형에 따라 치료방법이 달라지기 때문입니다.

다시 강조하건데 변비는 정확한 진단을 위해 검사가 필요합니다. 대증적인 치료만 하는 것이 아니라 원인을 찾고, 그 원인에 맞는 치료를 하는 것이 중요합니다.

물론 상급병원에 가면 더 많은 검사를 하실 수 있습니다. 하지만 너무 많은 검사로 인해 경제적인 비용이 부담될 수 있습니다. 실제로 제가 과거에 일했던 대장항문 전문병원에서는 변비환자가 오시면 이보다 더 많은 검사를 시행했으며, 그 덕분에 검사비만 수십만원을 내야하는 상황이 생기곤 했습니다.
변비의 진단의 위해 검사를 하는 것은 필요하지만 모든 검사를 다하는 것은 과합니다. 필요한 검사만 하고, 적절한 치료를 하기위한 검사만 하는 것이 필요하겠습니다.

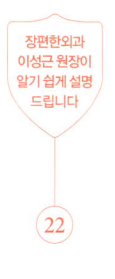

변비
변비는 유형에 따라 치료가 달라집니다

다른 기질적 원인이나 전신질환에 의한 변비가 아닌 것으로 판명이 된 기능성 변비는 다시 3가지 유형을 나눠서 치료합니다. 특발성 또는 기능성 변비도 한 가지 방법으로 치료하는 것이 아니라 유형별로 치료하는 것입니다.

기능성 변비는 크게 정상 통과시간형 변비, 서행성 변비, 기능성 출구폐쇄증으로 구분할 수 있습니다.

구분하는 방법은 '대장 통과 시간 검사'를 하면 도움이 됩니다. 콜론 마커라고 불리는 표지자가 담긴 캡슐을 복용한 후 몇 일후에 단순복부촬영 검사를 해서 표지자가 남은 개수와 남은 표지자의 분포 상태를 확인하는 것입니다. 검사는 상당히 간단하고 비용이 비싸지 않지만 큰 도움을 주는 검사입니다.

기능성 변비중 가장 흔한 형태는 정상 통과형 변비로 59% 정도입니다. 이런 정상 통과형 변비는 식이섬유 증가 또는 약물치료로 호전되는 경우가 많습니다.

그리고 두 번째 유형인 서행성 변비는 일명 '대장 통과시간 지연 변비'로 13%정도 차지합니다. 이는 대장 통과시간 검사에서 표지자가 전 대장에 분포하고, 통과시간이 72시간이상 지연되는 유형으로 대장무력증에 해당됩니다. 식도, 위, 소장, 대장, 항문, 방광의 기능이상이나 기립성 저혈압과 동반되는 경우가 많습니다.

세 번째 유형인 기능성 출구 폐쇄증은 25%정도 차지하며, 골반저 또는 항문조임근의 기능장애로 직장에서의 배출이 원활하지 못한 상태입니다. 배변조영술이나 항문직장내압검사, 풍선배출검사, 항문조임근 근전도 등의 검사가 도움이 되기도 합니다. 다행스럽게 기능성 출구 폐쇄증 유형의 변비는 바이오피드백(생체 되먹임 요법) 치료가 큰 도움이 됩니다. 연구에 따르면 80%까지 도움이 된다고 보고합니다.

이렇듯 기능성 변비는 유형에 따라 치료방법이 달라집니다. 천편일률적인 방법으로 변비를 치료하면 안 되고, 검사를 통해 정확히 진단하고 그에 맞는 치료를 해야 합니다.

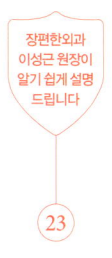

변비
많은 변비 환자에게 바이오피드백 치료가 도움이 됩니다

변비의 원인 중 대부분을 차지하는 기능성 변비중 많은 경우는 식이섬유 및 약물치료로 호전됩니다. 그리고 기능성 변비중 직장에서의 배출이 원활하지 못해 생기는 기능성 출구 폐쇄증 유형에서는 바이오피드백 치료가 도움이 되는 경우가 많습니다. 연구에 따르면 바이오피드백 치료효과는 80%라고 보고합니다.

바이오피드백 치료는 합병증이나 불편함이 적고, 비교적 간단하며, 비용이 효율적이며, 향후의 다른 치료방법에 영향을 미치지 않는 것이 장점입니다. 다만 비교적 많은 시간이 소요되고, 환자가 치료의 원칙을 이해하고 지시에 따를 수 있어야하고, 치료에 대한 확고한 동기 motivation 가 필수적이라는 것이 단점입니다. 즉 잘 이용하고 환자가 적극적으로 임한다면 좋은 치료 방법이 될 수 있다는 것입니다.

바이오피드백 치료의 원리는 간단합니다. 기능성 출구 폐쇄증 변비는 배변 시도시 치골직장근과 외부 항문 괄약근의 부적절한 이완 또는 역행성 수축에 기인하는 질환인데, 바이오피드백 치료로 정상적인 이완과 수축을 교육함으로써 이를 교정하는 것입니다. 즉 모니터를 보면서 복압이 올라가는지 괄약근 이완이 제대로 일어나는지 직접 보면서 배변훈련을 하는 방법입니다.

이런 바이오피드백 치료는 생활습관의 개선이나 단순한 하제의 복용에도 불구하고 호전이 없는 골반저 조율장애 환자의 일차적인 치료가 됩니다.

다만 이런 바이오피드백 치료 장비의 가격이 다소 비싼 편입니다. 장비 가격은 비싼데 환자에게 받을 수 있는 비용은 적은 편입니다. 그래서 대장항문외과의원이라 하더라도 바이오피드백 장비를 가지고 있지 않은 경우가 많습니다. 심지어 상급병원조차 바이오피드백 장비를 갖추고 있지 않은 곳도 있습니다.

물론 일부의사들은 바이오피드백 치료에 대해서 효과가 적다고 평가하기도 합니다. 하지만 부작용이 없고 효과가 있다는 근거도 있는 바이오피드백치료는 변비환자에게 또 하나의 옵션이 된다고 저는 생각합니다.

또한 바이오피드백 치료는 대변실금에도 탁월한 효과가 있으므로 변비와 변실금을 치료하고자하는 대장항문 외과의원에 앞으로 더 많이 구비가 되리라 예상합니다.

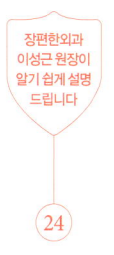

변비
변비의 약물치료는 다양합니다.
다양한 치료옵션을 순차적으로 고려해야 합니다

변비의 치료는 어렵지 않습니다. 원인과 유형에 맞는 치료를 하면 좋은 결과를 얻을 수 있습니다. 가장 흔한 변비인 기능성 변비에서 가장 흔한 유형인 통과시간형 변비는 식이섬유 섭취를 늘리고 약물치료만 잘하면 호전되는 경우가 많습니다.

변비의 약물치료는 크게 1선 약물인 부피형성 완화제와 2선 약물인 과삼투성 약물과 3선 약물인 자극성 완화제 순서로 순차적으로 고려합니다.

부피형성 제제는 현미, 밀기울, 차전자, 해초, 카리야, 한천 등으로 가장 안전하고 효과적입니다. 충분한 물과 같이 복용해야 하며, 장협착이나 장폐쇄 환자에서는 사용해서는 안 됩니다.

삼투성 제제는 비교적 안전하고 부드러우며 효과적인 제제로, 락툴로오스, 수산화마그네슘, 글리세린 등이 해당됩니다.

자극성 제제는 알로에, 센나, 비사코딜 등의 제제로, 심한 경련성 통증과 전해질 및 수분 평형장애를 초래할 가능성이 있어 조심해야 하며, 장기 사용을 해서는 안 됩니다. 장기 사용 시 수분과 전해질 손실과 2차성 알도스테론증, 지방변, 단백소실 위장염, 대장흑색소증 등을 유발할 수 있기 때문입니다. 특히나 약국에서 무분별하게 구입하여 장기간 복용하는 경우가 많은 실정이라 위험성이 우려됩니다.

하지만 이러한 약물들로도 치료가 되지 않은 경우에는 새로운 약제인 위장관 운동 촉진제를 복용하면 도움이 되는 경우가 많습니다. 최근 몇 가지 새로운 약제가 등장했는데 여러 논문에서 효과적이라고 보고하고 있습니다.

변비의 치료는 충분한 기간을 가지고 부피형성 하제, 삼투성 하제, 자극성 하제 등을 적절히 사용하고 반응을 정확히 평가해야 합니다. 그리고 교정이 필요한 해부학적 병변이 있거나 약물과 바이오피드백 치료 등에 반응이 없을 때는 선별적인 수술도 고려해야 합니다.

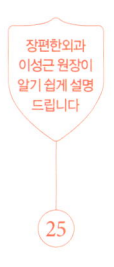

변비
대변이 의도하지 않게 조금씩 나와버리는 변실금. 이제는 숨기지 마시고 치료받으세요

변실금은 대변 배출의 조절이 잘 안되어서 대변이 갑자기 항문 밖으로 새어 나오는 상태를 말합니다. 이러한 변실금은 부끄럽다는 이유로 이야기를 안해서 그렇지 상당히 흔합니다. 일부 연구에서는 변실금 유병률을 24%로 보고할 정도입니다.

과거에는 치매에 걸린 것을 부끄럽다는 이유로 일부러 숨겨서 치매의 상태를 악화시키는 경우가 많았습니다. 변실금도 치매처럼 숨겨서 병을 악화시키지 말고 이제는 치료를 적극적으로 받는 것이 필요하겠습니다. 초기에 진단하고 치료를 받는다면 변실금도 치료효과를 기대할 수 있기 때문입니다.

변실금의 진단은 그리 어렵지 않습니다. 직장수지검사로 항문 괄약근의 기능과 회음부 하강의 정도를 판정합니다. 그리고 대장내시경 검사로 점막

병변이나 종양이 있는지 확인하며, 항문초음파검사로 항문 괄약근의 구조적인 결함과 직장과 근육의 상태를 파악합니다. 그리고 중요한 검사로 대장항문기능검사를 시행하여 항문 괄약근의 기능과 상태를 측정합니다.

변실금의 치료도 그리 어렵지 않습니다. 변실금을 유발할수 있는 음식(카페인, 섬유소 등)이나 활동을 피하고. 배변습관을 교정하여 항문 주위 피부위생에 유의합니다. 그리고 약물 복용으로 대변횟수를 줄이고 대변 경도를 호전시킵니다.

다행스런 사실은 바이오피드백 치료가 변실금 치료에 있어 상당히 효과적이라는 것입니다. 바이오피드백 치료는 비침습적인 인지훈련을 통해 골반저 근육과 복벽근육을 강화시키는 치료입니다. 이를 통해 골반저 횡문근의 수축력을 강화시키고, 직장 팽만을 감지하며, 변을 보유하게 하는 강화인자와 감각과의 조정을 증진시킵니다.

물론 항문 괄약근의 구조적인 결함이나 손상은 수술로서 호전시키는 것이 도움이 됩니다.

대한대장항문학회에서는 2019년에 변실금을 주제로 대국민 캠페인을 많이 펼쳤습니다. 학술대회에서도 변실금이라는 주제로 많은 강의가 있었고, 연구가 진행되었습니다. 대장항문을 전문으로 다루는 학회에서도 변실금에 대해 적극적으로 나서고 있는 요즘입니다.

이제는 변실금을 몰래 숨기고만 지내지 마시고, 대장항문외과로 오셔서 적극적으로 치료를 받으시기를 추천 드립니다.

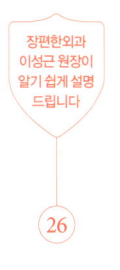

외과
간단한 화상은 근처 외과에서 받으셔도 충분합니다. 효과 좋은 새로운 화상연고를 사용합니다

화상은 관리가 중요합니다.

그리고 병원 선택이 중요합니다. 화상으로 인한 합병증이 예상되고, 향후 피부이식까지 해야 할 정도의 심한 화상은 처음부터 화상 전문병원이나 상급병원에서 치료받는 것이 낫습니다. 하지만 1도나 2도의 가벼운 화상은 가까운 의원에서 꾸준히 관리 받는 것이 더 낫습니다. 화상이 심하지 않은 경우에는 과다하게 비용을 청구하지 않고, 정직하게 진료하는 의원을 선택하는 것이 이름만 유명한 병원보다 훨씬 낫습니다.

화상의 치료는 최근에 무척이나 많이 발전하였습니다.

18년 전 제가 외과전문의로 처음 입문했을 때는 '실바딘'이라는 연고만을 엄청나게 바르곤 했는데 이제는 흉터를 적게 하고, 상처 회복을 빠르게 하는 좋은 화상관련 제품들이 많이 사용되고 있습니다. 하지만 아직도 과거의 화상 치료만이 전부인 것으로 알고 있는 곳이 많은 것도 사실입니다.

안타깝게도 화상치료에 있어 사용되는 재료나 연고가 아직도 비보험인 것들이 무척이나 많습니다. 그래서 화상치료를 받으면 진료비가 엄청 나오는 것입니다. 고객들은 잘 모르니까 '울며 겨자 먹기'로 병원에서 달라는 대로 다 비용을 지불하는 경우가 많습니다. 그러므로 화상치료를 제대로 받기위해서는 양심적인 의사를 찾아가셔야합니다.

새로운 화상치료의 트렌드를 열심히 배워서 실력을 갖추고 있고, 화상치료에 대한 경험이 풍부하며, 비보험 치료재료를 꼭 필요한 경우에만 사용하는 양심적인 의사에게 화상치료를 받는 것이 가장 현명한 선택이 될 것입니다.

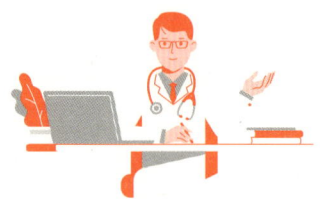

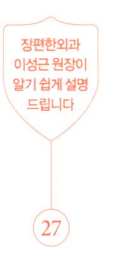

외과
다리가 붓고 쑤시고 쥐가 잘 난다면 하지정맥류가 있는지 검사 받아보세요

하지정맥류는 상당히 흔한 질병입니다. 하지만 실제로 치료를 받는 경우는 많지 않습니다. 그냥 무리해서 불편하다고만 생각하고, 쉬면 좋아지니까 방치하는 경우가 많은 것입니다. 하지만 하지정맥류는 빨리 진단해서 치료하지 않으면 정맥의 판막 기능이 망가지기 때문에 빠른 조치가 필요합니다.

하지정맥류는 다리쪽 정맥의 판막 기능이 저하되어 정맥의 피가 심장으로 되돌아가지 못하고 다리혈관에 혈류가 정체되는 질병입니다. 원래는 정맥의 판막이 닫혀서 피가 거꾸로 가는 것을 방지해줘야하는데 판막이 제대로 닫히지 못해서 피가 심장 쪽으로 가지 못하고 오히려 반대로 다리쪽으로 역류하는 것입니다.

다리의 정맥에 혈류가 정체되면서 다리가 붓게 되고 쑤시고 쥐가 잘나는 증상이 나타납니다. 그 외에도 발다리가 무겁고, 근육이 긴장되어 저리고, 화끈 달아오르는 느낌과 욱신거리는 느낌을 호소하기도 합니다. 이러한 증상은 오전보다 오후에 더 심해지고, 자고나면 호전되는 특징이 있습니다. 장기간 서 있거나 앉아있는 사람에게 더 많이 발생합니다.

하지정맥류를 정확히 진단하기 위해서는 혈류의 역류의 정도를 판단해야 합니다. 이를 위해서는 하지정맥 초음파가 필요하며 혈류가 역류되는 시간이 0.5초 이상 되면 하지정맥류가 있다고 판단합니다. 의사마다 다르기는 하지만 혈류의 역류가 1초 이상인 경우는 수술적 치료를 시행합니다.

하지정맥류의 수술법은 다양합니다. 보험이 인정되는 정맥발거술부터 비보험 수술인 레이저, 고주파, 베나실, 클라리베인 등을 이용한 방법까지 의사들마다 좋아하는 수술법도 다른 실정입니다. 비보험 수술이 많다보니까 최근에는 하지정맥류만 전문으로 치료하는 의원이 많이 생겼습니다.
그래서 우리는 선택을 잘 해야 합니다. 아무래도 하지정맥류 전문의원에 가면 비보험인 수술을 많이 권유받을 수밖에 없습니다. 그리고 비수술적 방법보다는 수술적 방법을 선택할 가능성이 더 높습니다. 따라서 의료소비자의 신중한 판단이 필요합니다.

하지정맥류는 빠른 진단이 필요합니다. 초기에 진단하면 약물치료와 스타킹 등 보존적 치료로도 많은 도움을 받습니다. 병을 키워서 늦게 진단해서 수술을 해야 되는 상황이 되지 않도록 조치가 필요합니다. 그리고 하지정맥류 수술이 꼭 필요한지, 어떤 수술이 더 나은지를 객관적인 기준으로 판단해주는 의사의 조언을 듣는 것도 좋은 선택이 될 것입니다.

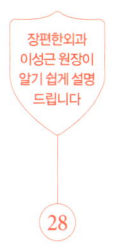

외과

찢어진 상처를 봉합하기 위해 병원의 응급실로 가실 필요가 없습니다

    찢어진 상처가 생기면 피도 나기 때문에 마음이 급해집니다. 그리고 어느 병원으로 가야될지도 몰라 당황합니다. 근처 성형외과나 정형외과가 문의 전화를 하면 봉합술은 시행하지 않는다고 하는 경우가 많습니다. 심지어 병원에 찾아갔는데도 '여기서 봉합은 안 된다'고 문전박대를 당하는 경우도 있습니다. 그래서 어쩔 수 없이 응급실로 갑니다.

    하지만 응급실에 가면 당직의사가 봉합을 하게 되고, 비용도 상당히 많이 나오게 됩니다. 다친 사람은 마음이 급한데 응급실 입장에서 보면 응급 환자가 아니기 때문에 치료순서에서 뒤로 밀리는 경우도 많습니다. 이러한 경험은 아이를 둔 부모라면 한번씩은 해보신 경험이 있을 것입니다. 저도 제주에서 검진센터에서 일할 때 둘째 아들의 봉합을 위해 몇 군데 병원을 돌아다닌 적이 있습니다.

이런 일을 겪지 않기 위해서는 봉합술이 가능한 가까운 외과의원을 미리 알아두시면 도움이 됩니다. 일종의 비상구급함을 집에 두는 것처럼 말이죠. 단순 봉합을 위해서 응급실에 가셔서 굳이 마음고생하고, 금전적인 손실까지 할 필요가 없는 것입니다.

성형외과나 정형외과 같은 개인의원에서 봉합과 같은 치료를 시행하지 않는 이유가 있습니다. 봉합술에 관련된 행위수가가 너무 낮게 책정되어 있기 때문입니다. 요즘 젊은 의사들이 외과전문의가 되지 않으려는 이유와 일맥상통합니다. 워낙 외과의사들의 행위료가 낮게 책정되어 있다 보니, 외과는 기피하고 소위 돈 잘 버는 성형외과나 피부과로 몰립니다. 외과의사로 개업을 한 의사들도 봉합술 수가가 너무 낮다보니 안하는 경우가 많습니다. 우리나라 의료현실이 안타까운 대목입니다.

봉합을 응급실에서 한 경우라도 추후 소독이나 실밥 제거 등을 위해서 굳이 다시 응급실에 가실 필요는 없습니다. 가까운 외과의원에서 치료받으면서 정해진 시기에 실밥 제거를 하면 되기 때문입니다. 그런 면에서 집과 가까운 외과의원을 외과 주치의로 정하는 것도 좋은 선택이 될 것입니다.

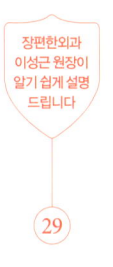

외과
갑상선 결절은 흔한 질병입니다.
결절이 있다고 모두 조직검사가 필요한 것은 아닙니다

갑상선 결절이 있다는 진단을 받으면 덜컥 겁부터 납니다. 그 결절이 혹시 암일지도 모른다는 불안감 때문입니다. 하지만 갑상선 결절은 너무나 흔하고, 대부분 양성결절이기 때문에 걱정하지 않으셔도 됩니다. 그리고 모든 갑상선 결절을 다 조직검사를 해야 할 필요도 없습니다.

제가 대학병원에 근무할 18년 전만 해도 갑상선암이 그리 많지 않았습니다. 그러다가 10여 년 전부터 갑자기 갑상선암이 우리나라에서 가장 흔한 암이 되어버렸습니다. 그 이유는 갑자기 갑상선암이 증가했기 때문이 아니라, 갑상선초음파를 통해 갑상선 결절이 많이 진단되었기 때문입니다. 초음파가 보편화되면서 갑상선 초음파를 많이 시행하게 되었고, 그로 인해 갑상선 결절이 많이 발견되었습니다. 갑상선 결절은 2명중 한명에서 발견될 정도로 흔한데, 그렇게 갑상선 결절이 많이 발견되니 또 갑상선 조직검사도 많이 하게 되었습니다. 갑상선에 결절이 있다는 소리에 다들 걱정이 되어 조직검사까지 하게 된 것입니다. 그리고 조직검사가 많아지다 보니 당연히 갑상선암으로 진단되는 경우가 많아졌습니다. 5mm 미만의 작은 갑상선암까지 진단된 것입니다.

갑상선암이 폭발적으로 늘어나고 갑상선 수술이 많아지다 보니 의료계 일부에서는 우려의 목소리가 나오기 시작했습니다. 그리고 몇 년 전 공식적으로 발표를 했습니다. 5mm 보다 작은 갑상선 결절은 설사 초음파상 갑상선암이 의심된다고 해도 조직검사를 안 해도 된다고 말이죠. 심지어 조직검사상 갑상선암으로 나와도 크기가 작은 경우에는 수술을 안 하고 지켜보는 것을 선택해도 된다는 이야기까지 나왔습니다.

이처럼 갑상선 결절은 너무 걱정하지 않으셔도 됩니다. 그리고 정말 필요한 경우에만 조직검사를 하면 됩니다. 모든 시술이 그러하듯 조직검사도 합병증을 야기할 수 있기 때문입니다. 강력하게 갑상선암이 의심될 때만 선별적으로 조직검사를 하는 것이 좋겠다는 것이 제 생각입니다.

갑상선 결절이 암일 가능성이 높은 경우는 저에코가 현저한 경우, 모양이 앞뒤로 길며, 경계가 불규칙하고, 석회화 등의 소견이 보이는 경우 등입니다. 이때는 갑상선 조직검사를 하게 되는데 갑상선 조직검사는 초음파를 보면서 바늘을 통하여 결절들에 대해 세포를 얻는 검사입니다. 조직검사 소요시간은 15~20분정도이며, 그렇게 힘들지도 않습니다.
하지만 어렵지 않은 검사라고 하더라도 굳이 모든 갑상선 결절을 다 조직검사를 할 필요는 없다는 것을 다시 한 번 강조 드립니다.

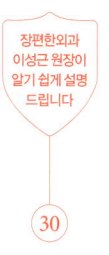

외과
지방종이나 피지낭종은 간단하게 제거할 수 있습니다

양성 피하종물은 피부 아래쪽에 있는 피하조직이란 부위에 존재하는 양성 혹을 말합니다. 대부분은 지방종이나 피지낭종(표피낭종)인 경우가 많습니다. 지방종은 지방이 뭉쳐서 발생한 혹이며, 피지낭종은 모낭의 염증에 의해 발생하는 혹입니다. 이러한 양성 피하종물은 간단히 제거할 수 있는 것으로 굳이 큰 병원에 가실 필요는 없습니다.

물론 양성 피하종물은 수술적 제거가 반드시 필요한 것도 아닙니다. 그냥 놔두어도 별문제를 일으키지 않을 가능성이 많기 때문입니다. 대신에 양성 피하종물로 인해 불편하거나, 염증이나 농양 등 합병증을 일으킨 경우 또는 크기가 커져서 걱정되는 경우에는 수술을 하면 됩니다. 미용적으로 수술을 원해서 제거하는 경우도 있습니다.

양성 피하종물 제거 수술 전에는 보통 초음파 검사를 합니다. 초음파를 통해 종물의 크기와 깊이를 측정합니다. 그리고 도플러 검사를 통해 피하 종물의 혈류상태를 파악하고, 피하종물 근처의 혈관분포도 확인합니다. 하지만 수술 전 초음파가 반드시 필요한 것은 아닙니다.

양성 피하종물의 수술도 힘든 편은 아닙니다. 물론 종물이 깊은 위치에 있거나 근육층에 위치한 경우는 수술 소요시간이 다소 길수 있으나, 보통은 얕은 위치에 있어 수술적 제거가 간단합니다. 따라서 굳이 양성 피하종물 제거를 위해 큰 병원에 갈 필요가 없습니다. 수술에 있어 가장 관건은 흉터를 얼마나 남기지 않고 절제하느냐 입니다.

수술을 할 때 필요하면 진정제를 투여할 수도 있습니다. 수술 자체를 겁내하시는 분들은 수술 중에 의식이 있어 수술과정 중에 발생하는 소리가 들리는 것을 싫어하십니다. 이때는 진정내시경 할 때처럼 진정제를 투여하여 편안하게 해드릴 수도 있습니다.

수술 후 조직검사는 가급적 시행하는 편입니다. 정확한 진단을 위해 조직검사가 필요하기 때문입니다. 매우 드물기는 하지만 양성 피하종물이라고 생각했지만 결과가 다르게 나오는 경우도 있기 때문입니다.

다시 한 번 강조하건데 양성 피하종물 수술을 위해 굳이 큰 병원에 갈 필요도 없고, 유명한 의원에 갈 필요도 없습니다. 외과의사라면 어렵지 않게 할 수 있는 간단한 수술로, 과잉 비용을 청구하지 않는 정직한 곳이라면 충분합니다.

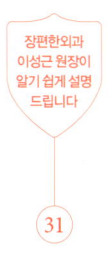

검진
국가가 주는 검진 혜택을 누리셔야 합니다

국가 검진은 받으셔야 합니다. 그중에서 특히나 국가 암검진은 반드시 받으셔야 합니다. 우리가 낸 세금으로 국가가 주는 혜택을 거부할 이유가 없습니다. 검사항목들을 금전적으로 환산하면 꽤나 많은 금액입니다. 그리고 국가 검진과 국가 암검진은 무엇보다 내 건강을 위해 필요합니다.

국가검진을 받지 않는 이유로는 귀찮아서, 별 도움이 안 되어서, 자신이 건강하다고 생각하기 때문에, 바빠서 등입니다. 조사에 따르면 대장암검진은 대상자의 절반도 받지 않으시는 것으로 알려져 있습니다.

물론 검진을 받으시려면 시간이 다소 필요합니다. 하지만 집과 가까운 곳에도 검진이 가능한 곳이 많습니다. 굳이 국가검진을 받으려고 큰 병원이나 검진센터에 가지 않으셔도 됩니다. 큰 병원이나 검진센터로 가면 대기시간도 많고, 환영받지 못할 가능성이 높습니다. 국가 검진은 정말이지 필수적인 검사만 하기 때문에 동네의원에 가셔도 충분합니다. 그냥 지나

가다가 잠시 들러 10여분 검사만 하고 가시면 되는 것입니다.

그리고 국가암검진은 참으로 도움이 많이 됩니다. 위암 검진항목인 위내시경은 우리나라 위암의 생존율 향상에 일등공신 입니다. 과거에는 위암이 진행된 상태(진행성 위암)에서 발견되는 경우가 월등히 많았는데, 위내시경 덕분에 이제는 조기위암인 상태에서 발견되는 경우가 대부분입니다. 40세 이상이라면 2년마다 10만원에 가까운 비싼 검사를 국가에서 비용부담을 해주니 이 얼마나 좋은 나라입니까. 전 세계에서 부러워하는 혜택입니다.

자신이 건강하기 때문에 검진을 안 한다고 하시는 분들이 많은데 그런 분들 만나면 정말 꼭 해주고 싶은 이야기가 있습니다. 제가 국립암센터에 근무할 때 많은 암환자 분들의 후회를 많이 들었습니다. '정말 자신은 자기의 건강을 확신했다'고 말이죠. '병원 한번 가본 적이 없는 자기가 어떻게 암이 걸렸는지 모르겠다'고 말이죠. '건강을 과신하지 말고 조금만 신경 썼더라면 암에 걸리기 전에 발견했을 텐데'라고 말이죠.

국가가 드리는 검진의 혜택을 누리셔야합니다. 10분이면 됩니다. 가까운 곳에 가시면 됩니다. 많은 것을 알 수 있는 검사입니다. 국가검진과 국가암검진은 망설이지 말고 무조건 하셔야 합니다.

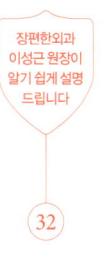

검진
국가 암검진을 안 받으면 불이익이 있을 수 있습니다

국가 암검진을 받지 않으면 불이익이 있다는 사실을 아십니까?

제가 예전에 모 방송사의 '황금알'이라는 프로그램에 출현했을 때 '국가 암검진을 받지 않으면 암이 진단되었을 때 별도의 의료비를 지원 받을 수 없다'는 이야기를 했었는데 많은 분들께서 몰랐던 사실이라고 방송 후기에 댓글을 달아주셨습니다.

자세히 말씀드리면 국가 암검진 검사를 하다가 암이 발견된 경우 의료비 혜택을 추가로 주는데, 국가 암검진을 하지 않으면 이 혜택이 없다는 것입니다. 여기서 말하는 의료비 혜택이란 암 진단과정에서 소요된 검사 관련 의료비, 암 진단일 이후의 암 치료비, 암 치료로 인한 합병증 관련 의료비, 전이된 암, 재발암 치료비, 의료비 관련 약제비 등입니다.

소아암의 경우 연속 지원되며 백혈병의 경우는 3천만원, 백혈병 이외에는 2천만원이 지원됩니다. 성인 암환자는 연속 최대 3년이 지원되며 건강보험가입자인 경우 연간 최대 급여 200만원까지 지원됩니다.

정말이지 큰 혜택입니다. 이러한 큰 혜택이 국가 암검진을 제때 하지 않은 경우에는 지원되지 않는다는 것입니다. 따라서 무조건 국가 암검진은 해야겠습니다. 심지어 건강하다고 해도 일단은 국가 암검진은 하고 봐야겠습니다.

현재 우리나라에서 국가 암검진으로 시행하고 있는 것은 위암, 대장암, 간암, 자궁경부암, 유방암, 폐암입니다.

위암 검진 검사항목은 위내시경, 대장암 검진은 분변잠혈검사, 간암 검진은 간초음파, 자궁경부암 검진은 자궁경부 세포진검사, 유방암 검진은 유방 촬영술, 폐암검진은 폐 CT검사입니다.

위암과 유방암은 40세 이상이 대상자이며, 대장암은 50세 이상이고, 자궁경부암은 20세 이상이 대상자입니다. 간암 검진은 40세 이상의 간암 발생 고위험군만 해당되며, 폐암 검진은 55세~77세 중 폐암발생 고위험군(흡연력 30갑년 이상)이 대상자입니다.

검진 주기는 위암과 유방암과 자궁경부암과 폐암은 2년 간격이며, 대장암은 1년 간격이고, 간암은 6개월 간격입니다.

국가 암검진은 대상자가 다르고, 검사주기가 달라서 조금 헷갈릴 수가 있습니다. 하지만 통지서를 통해 국가 암검진 대상자에게는 개별 통보가 되니 걱정 않으셔도 됩니다. 가까운 의원에 문의를 하면 본인이 올해에 대상자가 되는지 조회를 다 해드리니 전화한통만 주셔도 되겠습니다. 아무쪼록 국가 암검진을 하지 않아서 불이익을 받는 경우는 절대 없어야 겠습니다.

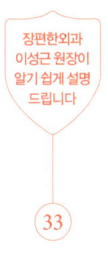

검진
위암 검진으로 위내시경을 하세요. 위장조영술을 받지 마세요

위암 검진에 있어 위내시경은 굉장한 도움을 주는 검사입니다. 반면 위장조영술은 별도움이 안 되는 검사입니다. 따라서 위암 검진은 위장조영술 대신 위내시경을 선택하셔야 합니다.

위내시경은 위암을 조기에 진단하는데 탁월한 검사입니다. 위의 표면을 눈으로 직접 보면서 이상여부가 있는지, 위암이 있는지를 확인하는 검사입니다. 그리고 위암이 의심되면 조직검사도 바로 할 수 있습니다.

하지만 위내시경을 두려워하시는 분들은 위암 검진으로 위장조영술을 대신 선택하십니다. 하지만 전 개인적으로 절대 위장조영술을 하시면 안 된다고 생각합니다. 위장조영술은 위를 직접 관찰하며 검사하는 것이 아니라, 그림자 영상을 보고 이상여부를 판단하는 검사이기 때문입니다. 그림자로만 봐서는 절대 조기위암의 형상을 발견할 수는 없는 것입니다.

몇 년 전 국립암센터에서 발표한 자료에서도 위장조영술로 위암을 조기에 발견할 확률은 지극히 낮다고 보고하였습니다. 위내시경은 의사가 해도 되는 반면 위장조영술은 방사선사가 검사를 해도 된다는 점 때문에 검진센터에서는 위장조영술을 아직도 많이 합니다. 특히나 검진이 몰리는 연말에는 위장조영술 검사를 하는 사람이 위내시경을 하는 사람보다 더 많기도 합니다.

전 제 지인들이 위암 검진으로 위장조영술을 한다고 하면 절대 반대합니다. 위장조영술은 위암을 조기에 발견할 수 없는 검사입니다. 위장조영술은 조직검사도 안 되는 검사이며, 위암이 많이 진행이 되었을 때에 비로소 진단되는 한계가 분명한 검사입니다. 따라서 위암의 검진으로 검사를 할 때는 반드시 위장조영술 대신에 위내시경을 선택해야 합니다.

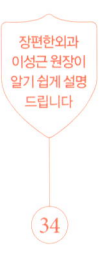

검진
위내시경과 대장내시경은 한꺼번에 받으셔도 됩니다

'위내시경과 대장내시경을 한꺼번에 받아도 되냐'고 질문하시는 분이 의외로 많으십니다. 의사 입장에서는 너무나 당연한 이야기라서 질문이 의아하다고 생각했었는데 다시 생각해보니 그런 질문을 하실 수도 있겠다는 생각이 들었습니다. 당연히 위내시경과 대장내시경은 같이 하셔도 되고, 전 같이 하시는 것이 더 좋다고 생각합니다.

위내시경과 대장내시경을 한꺼번에 하는 것이 좋은 이유는 진정내시경인 경우 진정제 투여량을 줄일 수 있다는 점입니다. 진정제를 투여한 상황에서 약의 효과가 있을 때 위내시경과 대장내시경을 한꺼번에 하면 따로 했을 때보다 투여되는 진정제의 용량이 적습니다.

그리고 경제적인 측면에서도 좋습니다. 따로 했을 때보다 지불해야하는 검사비용이 저렴해집니다.

위내시경과 대장내시경을 한꺼번에 해도 된다고 말씀드리면, '위내시경을 마치고 그 내시경으로 대장내시경까지 하는 것이냐'고 질문하시는 경우도 종종 있습니다. 대답은 당연히 다른 내시경으로 한다는 것입니다. 위내시경 장비와 대장내시경 장비는 다릅니다. 내시경의 길이도 다르고 굵기도 다릅니다.

그리고 내시경 소독에 대해 걱정하시는 분이 많으신데 대부분의 병의원에서는 깨끗하게 소독을 하기 때문에 감염 걱정도 안하셔도 됩니다. 물론 병의원에서 철저하게 내시경을 소독을 하는지 확인하는 것이 필요합니다. 소독실을 보여 달라고 했을 때 당당히 임한다면 걱정하지 않으셔도 됩니다. 검사를 너무 많이 하는 일부 병의원에서는 잡혀진 스케줄을 소화하기 위해 소독을 간략하게 하는 경우도 있다고 들었습니다.

내시경은 내 몸에 들어가는 장비인 만큼 소독만큼은 철저하게 해야 하며, 철저한 소독이 이루어지고 있는지 철저히 검증해야 겠습니다.

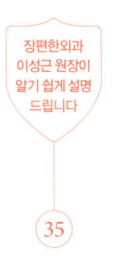

검진
대장암 검사인 분변잠혈검사(대변검사)를 맹신하지 마세요. 대장내시경을 하세요

국가 암검진 중 대장암 검사는 분변잠혈검사입니다. 하지만 분변잠혈검사는 한계가 있습니다. 정확도가 낮아서 대장암이 있는 경우에도 분변잠혈검사가 음성으로 나오는 경우도 많습니다. 대장암을 가장 정확하게 검사할 수 있는 검사는 바로 대장내시경입니다.

그렇다면 왜 국가 암검진 대장암 검사로 정확도가 낮은 분변잠혈검사를 하는 걸까요?

그 이유는 검사의 안전성과 비용 때문입니다. 전 국민을 대상으로 암검진을 하려면 일단 합병증이 높지 않은 검사여야 합니다. 건강한 사람을 대상으로 한 검사에서 괜히 검사했다가 합병증이 발생하면 안 되기 때문입니다. 대장암을 발견하기 위해서는 대장내시경이 가장 정확한 검사이기는 하지만 대장내시경은 합병증을 야기할 수 있다는 단점이 있습니다. 즉 대장내시경 검사 때문에 출혈이나 천공이 드물지만 발생할 수 있는 것입니다.

하지만 의사들은 꾸준히 대장내시경 검사를 국가 암검진 검사로 채택해야 된다고 주장해 왔습니다. 정확도가 높고 대장암이 될 수 있는 대장용종까지 제거할 수 있는 훌륭한 검사이기 때문입니다. 그리고 경험이 있는 의사들에 의해 대장내시경이 시행된다면 합병증의 가능성은 거의 없기 때문입니다.

그러한 의사들의 주장들이 받아들여져서 2019년부터는 대장내시경을 대장암 검진 검사로 하는 시범사업이 진행 중입니다. 2020년까지 시범사업을 마치면 대장내시경이 대장암 검진 검사로 시행될 가능성이 높습니다.

물론 아직까지는 분변잠혈검사는 해야 합니다. 분변잠혈검사에서 이상이 있다고 나오면 2차검사로 대장내시경을 할 수 있게 해주기 때문에 안할 이유가 없습니다. 그리고 분변잠혈검사를 안 하게 되면 대장암이 진단되었을 때 의료비 지원이라는 혜택을 못받을 수도 있기 때문입니다.

그래서 전 일단 분변잠혈검사를 먼저해놓고 그 결과에 상관없이, 분변잠혈검사가 정상이더라도 대장내시경을 하는 것이 좋다고 권유합니다.

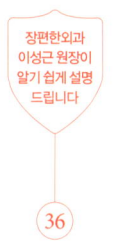

검진

초음파 검사하는 사람이 의사인지, 의사라면 초음파 인증의인지 확인해보세요

국가 암검진중 간암 검사는 간초음파입니다. 그리고 간초음파는 의사가 직접 해야 하는 것으로 법적으로 정해놓았습니다. 일반인들은 모든 검사를 의사가 직접 하는 것으로 알고 계시겠지만 과거 초음파 검사는 의사보다 방사선사가 더 많이 시행했던 것이 사실입니다. 그래서 초음파 검사를 받을 때는 검사하는 사람이 의사인지 확인을 할 필요가 있습니다.

아직도 국가 암검진의 간암 검사로 초음파를 할 때를 제외하고, 그 외 초음파를 할 때는 방사선사가 검사를 하는 경우가 많은 것이 현실입니다. 모든 초음파 검사를 의사가 다 하기에는 의사수가 부족하고 초음파 검사 건수가 많기 때문입니다. 그래서 국가에서도 어쩔 수 없이 방사선사가 초음파를 하는 것을 허용하고 있는 부분도 있습니다.

물론 경험이 오래된 방사선사는 처음 초음파를 해본 의사보다 초음파를 검사하는 스킬이 더 뛰어날 수는 있습니다. 하지만 의사가 되기 위해 6년의 시간동안 공부를 했고, 전문의가 되기 위해 또 3~4년의 시간동안 경험을 쌓았습니다. 그리고 전임의 과정을 거치고, 군복무를 하면서 의사로서 실력을 갈고 닦았습니다. 병을 진단하고 해석하는 것은 그렇게 오랜 시간 훈련되고 교육되어온 의사의 역할이고, 의사의 의무입니다. 따라서 초음파는 당연히 의사가 직접 해야 합니다.

최근 초음파를 하는 의사들 중 일정 자격을 갖추고 있는 의사에게 인증의를 부여하는 제도가 몇 군데의 학회에서 시행되고 있습니다. 더 나은 초음파를 국민들에게 제공하기 위한 노력의 일환입니다.

여러분들께서도 초음파를 받으러 가는 병의원의 의사가 초음파 인증의 자격이 있는지 확인해보는 것이 필요하겠습니다. 왜냐하면 초음파라는 검사가 100% 정확한 검사가 아니라 병변을 놓칠 수도 있는 한계가 있는 검사여서, 누가 초음파 검사를 하는지가 상당히 중요하기 때문입니다.

PART 2

장편한외과
질환설명서

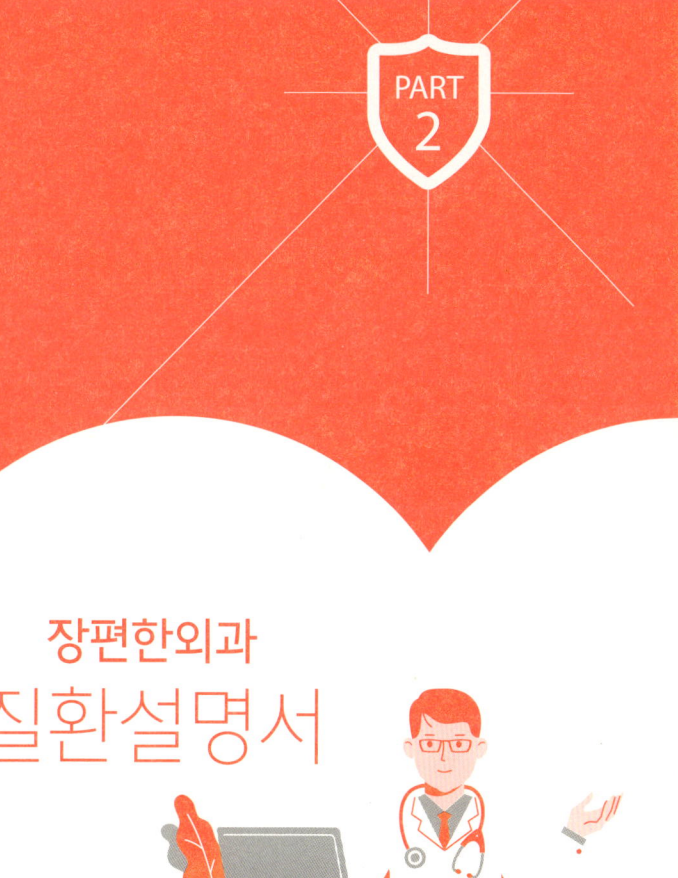

질환 설명서 01

장편한외과(대장·항문)
치핵

치핵은 혈관, 평활근 및 지지조직 등으로 구성된 항문 쿠션이 늘어나 혹처럼 튀어나오는 것을 말합니다.

치핵은 항문 질환 중에서 가장 빈도가 높은 질환으로 '치질'이라고 불리는 경우가 많습니다.

🛡 치핵의 증상

치핵의 주된 증상은 변을 볼 때 피가 나거나(출혈) 튀어나오거나(탈출) 간지러움 등입니다.

대부분 통증은 없으나 탈출된 치핵이 항문 안으로 들어가지 못하거나 치핵 내에 혈전이 생기면 심한 통증이 발생할 수 있습니다.

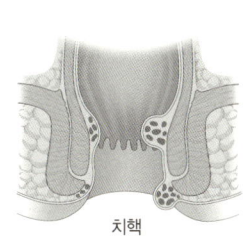
치핵

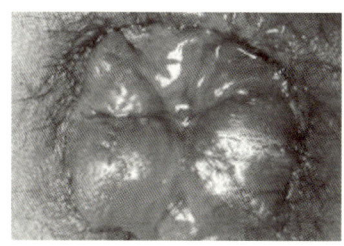

치핵의 보존적 치료

- **보존적 치료**

  ① **식이요법**
   - 과일과 야채를 많이 섭취하고, 식이섬유를 섭취합니다.

  ② **온수좌욕**
   - 배변 후 좌욕을 해서 항문을 청결히 하는 것이 좋습니다.

  ③ **약물복용**
   - 변비약과 혈액순환 개선제 등이 도움이 됩니다.

  ④ **연고**
   - 치핵 부위에 연고를 발라주면 도움이 됩니다.

- **온수 좌욕하는 방법**

  ① 물살이 세지 않게 조정합니다.
  ② 체온과 비슷한 37~38도의 물로 항문 주변을 마사지합니다. 너무 뜨거운 물은 화상의 위험이 있을뿐더러 항문 상처에 염증을 더할 수 있습니다.
  ③ 좌욕하는 시간은 3~5분 이내면 충분합니다.
  ④ 샤워기를 들고 마사지하기 번거로우시다면, 변기에 걸칠 수 있는 좌욕기나 대야에 따뜻한 물을 받아 잠시 앉아 계서도 좋습니다.

- **치핵을 예방하기 위한 생활습관**

  ① **배변습관을 개선합니다.**
   - 화장실에서 너무 오래 앉아있는 습관은 좋지 않습니다.

- 배변시 과도하게 힘을 주는 것도 좋지 않습니다.
- 화장실에서 신문을 보거나 핸드폰을 너무 오래 하는 것도 좋지 않습니다.

② **변비를 예방합니다.**
- 변비 예방을 위해 물을 많이 마시고, 과일과 야채 섭취를 늘립니다.

③ **오랫동안 서 있거나 오랫동안 앉아있는 습관을 바꿉니다.**
- 공부하거나 일하는 중간 중간에 스트레칭을 합니다.

④ **과음을 삼갑니다.**
- 술을 많이 마신 후에 치핵이 심해지는 경우가 상당히 많습니다.

⑤ **무리하지 않습니다.**
- 몸이 힘들면 치핵이 심해지는 경향이 많으므로 휴식합니다.

치핵의 수술적 치료가 필요한 경우

1. 치핵으로 인한 증상(출혈, 탈출, 간지러움)이 지속되어 불편한 경우
2. 치핵으로 인해 다른 합병증(빈혈, 혈전)을 유발하는 경우
3. 치핵이 심한 경우(치핵 3단계 또는 4단계)

치핵의 수술적 치료

- **치핵 수술법**
  - 치핵절제술은 늘어난 혈관과 피부, 점막 조직을 수술로 제거하는 방법입니다.
  - 치핵 수술방법은 다양합니다.

① **절제 및 결찰술**

② 점막하 치핵절제술

③ 원형 자동문합기를 이용한 치핵절제술(SH)

④ 자동문합기를 이용한 선택적 치핵절제술(PSH)

- **장편한외과의 치핵 치료의 차별점**

  ① **정직합니다.**
  - 보존적 치료를 먼저 시행하고, 꼭 필요한 경우에만 수술을 권유 드립니다.

  ② **정확합니다.**
  - 오랜 경험을 바탕으로 치핵환자에게 가장 적합한 수술방법을 선택하는 맞춤형 치료를 합니다.

  ③ **정성을 다합니다.**
  - 치핵의 재발을 방지하고, 합병증을 줄이며, 통증을 최소화하고, 비용을 줄이며, 항문 모양과 항문 기능과 삶의 질 향상까지 고려한 최선의 수술을 시행합니다.

치핵절제술 전, 후

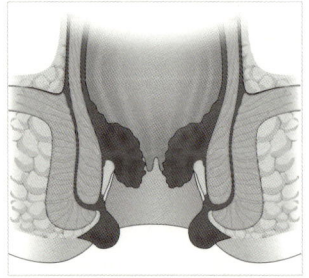
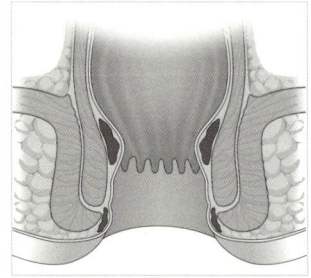

시술 전　　　　　　시술 후

질환 설명서 02
장편한외과(대장·항문)
치루와 항문주위농양

항문주위농양

항문주위농양은 항문 주위 조직에 고름이 생기는 것입니다. 항문주위농양의 전형적인 증상은 단시간에 진행하는 항문 통증, 발열, 항문 주위 부종 등입니다. 하지만 심부농양의 경우 증상이 불명확할 수 있어 주의가 필요합니다. 항문주위농양은 반드시 수술이 필요합니다.

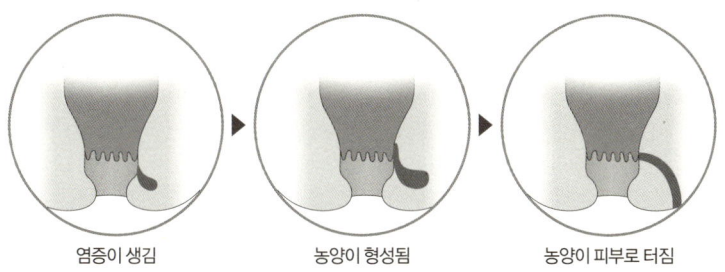

염증이 생김 ▶ 농양이 형성됨 ▶ 농양이 피부로 터짐

치루

치루는 염증이 항문 피부나 항문관 속으로 터져 나와 통로를 만든 경우를 말합니다. 치루의 증상은 항문 주위에서 딱딱한 몽우리가 만져지거나 항문 주위 피부가 붓고 고름이 나오는 것입니다.

치루는 약물치료로는 한계가 있어 수술이 필요합니다. 그리고 치루는 오랜 시간동안 방치하는 경우에는 치루암으로 진행될 수도 있으므로 반드시 수술적 치료가 필요합니다.

치루와 항문주위농양의 진단

① **직장수지검사**
- 항문에 손가락을 넣어 검사를 합니다.

② **항문경검사**
- 항문과 직장을 검사함으로써 상태를 파악하고, 다른 질환이 있는지 확인합니다.

③ **항문초음파검사**
- 가장 정확한 검사는 항문 초음파 검사입니다.

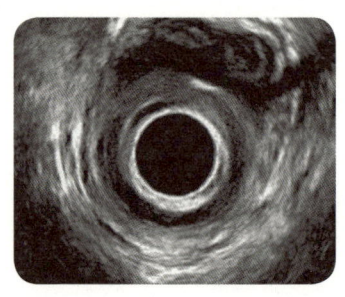

항문주위농양·치루의 치료

항문주위농양과 치루는 외과적 수술로 제거하는 것이 최선입니다.

치루 수술법은 치루의 상태와 범위에 따라 수술이 달라지는데 치루 절개술, 시톤법, 괄약근 보존술식 등이 있습니다.

시톤법

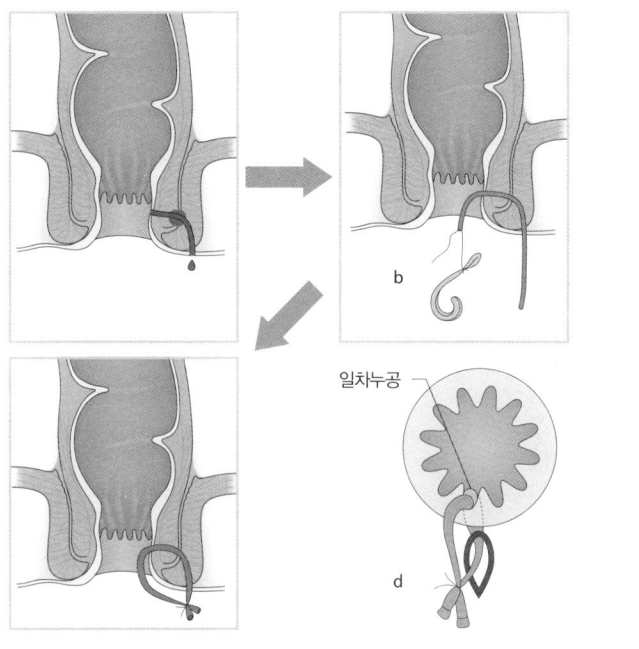

질환 설명서 03

장편한외과(대장·항문)
치열

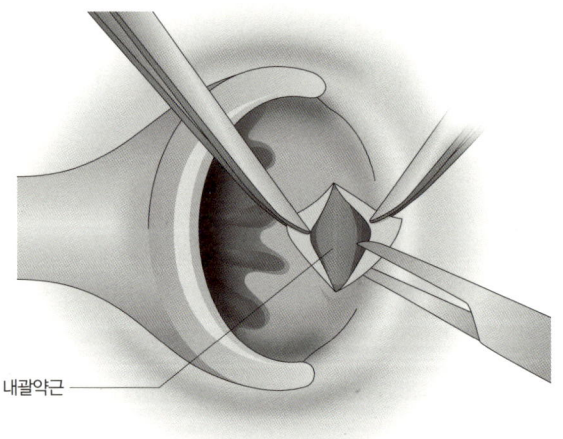

내괄약근

    치열은 배변시 항문 피부가 찢어지는 것입니다.

    치열의 증상은 출혈과 통증이 특징적입니다. 주로 배변 후 아프고, 휴지로 닦을 때 피가 묻어나는데 색깔은 밝은 선홍색입니다.

치열의 치료방법

- **보존적 치료**

  ① 온수 좌욕이 도움이 됩니다.

  ② 변이 딱딱해지지 않게 합니다.

  ③ 약물치료하고, 연고를 항문주위 피부와 항문 관내에 발라서 상처를 치유합니다.

- **외과적 치료가 필요한 경우**

  ① 보존적 치료가 효과가 없거나 항문 협착을 동반한 만성 치열은 수술합니다.

  ② 수술방법은 측방내괄약근절개술이나 피부판이동술 등 입니다.

질환 설명서 04

장편한외과(대장·항문)
항문 소양증

항문 소양증이란 항문주변 피부에 가려움이나 화끈거림 같은 증상이 나타나는 것을 말합니다.

🛡 항문 소양증의 원인

① 당뇨병, 간질환, 알레르기 등과 같은 전신질환
② 요충증, 진균증
③ 항문질환(치핵, 치열, 치루 등)
④ 무른 변이나 설사에 의한 피부자극
⑤ 음식물(향신료, 커피, 초콜릿, 알코올 등)
⑥ 스트레스
⑦ 항문주위를 심하게 문지르거나 비누로 자주 씻는 습관

🛡 항문소양증의 치료방법

1. 온수좌욕이 도움이 됩니다.
2. 피부를 문질러 닦거나 비누를 많이 사용하는 것은 오히려 증상을 악화시킬 수 있으므로 피하는 것이 좋습니다.

3. 피해야 할 음식은 향신료, 커피, 초콜릿, 우유, 낙농제품(치즈, 버터 등), 강한 조미료, 오렌지나 귤, 탄산음료, 알코올(맥주 등), 포도주, 토마토, 담배 등입니다.
4. 무른 변이나 설사가 있는 경우 식이섬유나 지사제를 사용하여 대변을 정상적으로 관리해 주는 것이 좋습니다.
5. 스트레스가 증상을 악화시킬수 있으므로 정신적 긴장을 해소할 수 있는 생활습관이 필요합니다.
6. 취짐전에 안정제나 항히스타민제를 투여하는 것이 도움이 됩니다.
7. 일시적으로 스테로이드 연고를 사용하는 것이 효과적이나 의사와 상의후 사용해야 합니다.

질환 설명서 05
장편한외과(대장·항문)
대장내시경

🛡 대장내시경 검사

대장내시경을 통해 맹장에서부터 직장, 항문까지 관찰하는 검사입니다.

대장내시경을 통해 대장암, 직장암은 물론 대장용종, 염증성 장질환(궤양성 대장염, 크론병, 장결핵) 등을 검사할 수 있습니다.

대장내시경 검사는 대장 내 이상이 있을 경우 바로 조직검사나 용종절제술이 가능하다는 장점이 있습니다.

🛡 대장내시경 검사 적응증

① 대변이 가늘거나 만성 변비, 설사 등 대변습관의 변화가 있는 경우
② 혈변, 복부 팽만감, 복통이 있는 경우
③ 이유 없는 빈혈이 있는 경우
④ 가족 중 대장암이나 대장용종이 있는 경우
⑤ 이전 대장내시경 검사에서 대장용종을 제거한 경우
⑥ 40세부터는 정기적인 대장내시경 검사를 받는 것을 추천합니다.

대장내시경 검사전 주의사항

① 아스피린이나 항혈전제등 출혈을 야기할 수 있는 약물을 복용중이라면 사전에 알려주셔야 합니다. 용종절제술을 시행하기 위해서는 일정기간동안 사전에 아스피린과 항혈전제등을 중단해야하기 때문입니다.

② 심장질환, 호흡계질환, 뇌질환, 신장질환 등이 있는 분께서는 미리 의료진에 알려주셔야 안전하게 검사하실 수 있습니다.

③ 장 청소가 잘 되어야 정확한 용종의 확인 및 절제가 가능합니다. 검사전 반드시 맑은 물 설사가 나오는지 확인하시고 그렇지 않은 경우 검사전 추가로 장정결제 복용이 필요하므로 의료진에게 알려주셔야 합니다.

대장내시경 검사로 알 수 있는 질환들

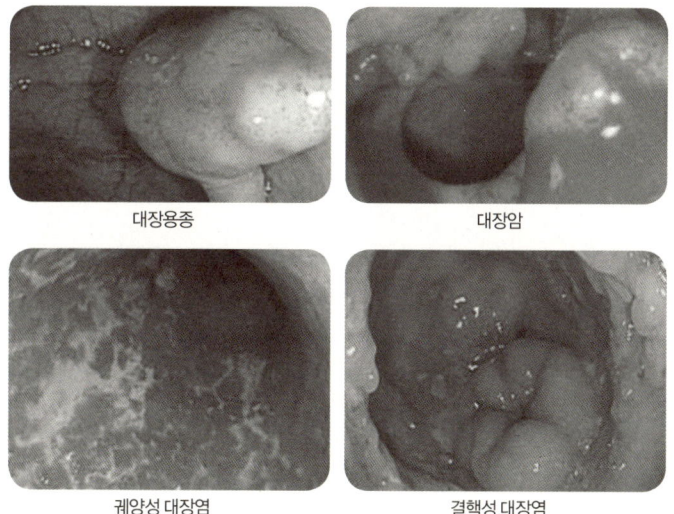

대장용종   대장암

궤양성 대장염   결핵성 대장염

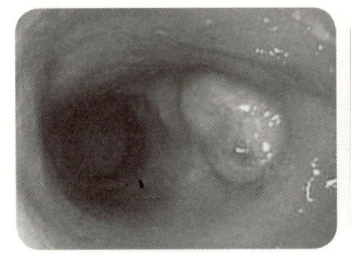
신경내분비종양

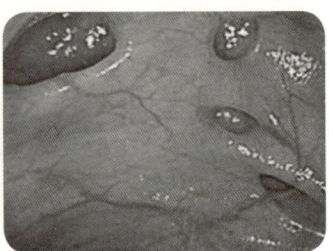
대장게실

🛡 대장내시경 검사 시 주의사항

- **검사 중**
  - 검사 중에는 갑자기 몸을 움직이지 않습니다. 의사가 자세를 바꾸도록 권하면 잘 협조합니다.
  - 공기에 의해 배가 불러지면 자연스럽게 가스를 배출하는 것이 좋습니다.

- **검사 후**
  - 검사 당일에는 운전, 기계를 다루는 일, 중요한 결정을 내리는 일을 피해야 합니다.
  - 가능하면 검사 당일은 휴식을 취하십시오.
  - 조직검사를 한 경우에는 대변에 피가 섞여 나올 수 있습니다. 곧 멈추기 때문에 걱정하지 않으셔도 되지만, 만일 계속해서 피가 나올 때에는 병원으로 연락해주십시오.
  - 술과 자극적인 음식은 피하시고, 한 끼 정도는 죽을 드시는 것이 좋습니다.
  - 용종절제술을 시행한 경우는 의료진의 설명에 따릅니다.

질환 설명서 06
장편한외과(대장·항문)
대장용종과 대장용종절제술

🔖 대장용종

　대장 용종이란 대장 점막의 일부가 주위 점막 표면보다 돌출하여 마치 혹처럼 형성된 것입니다.

　대장 용종은 매우 흔한 질환으로 우리나라 성인의 경우 약 30% 정도에서 발견되는 것으로 알려져 있습니다. 대장용종은 조직검사상 선종, 과형

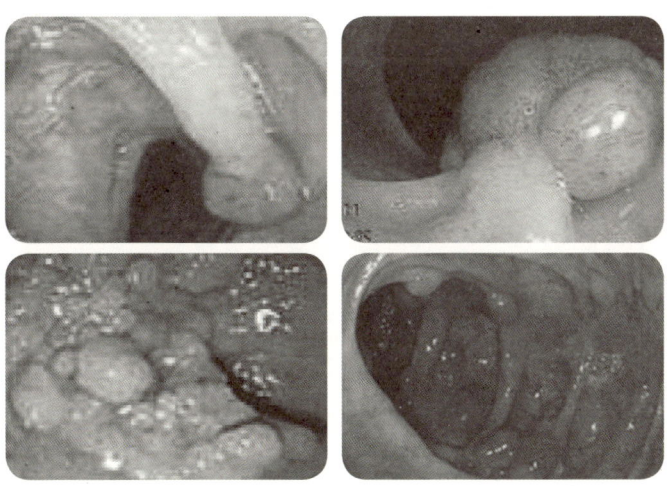

성용종, 염증성 용종 등으로 분류됩니다.

이중 선종은 대장암으로 발전되기도 하므로 반드시 제거해야 합니다.

🛡 대장용종 치료 방법

대장용종을 제거하는 방법은 주로 대장용종의 크기에 따라 다릅니다.

크기가 2~3mm 정도의 작은 대장용종일때는 조직검사로 제거합니다.

크기가 5mm보다 큰 대장용종은 용종절제술이나 내시경적점막절제술(EMR)을 통해서 제거합니다.

크기가 큰 대장용종은 내시경적 점막하 박리술(ESD)로 치료해야할 경우도 있습니다.

대장용종의 크기 뿐만 아니라 위치나 검사자의 상태에 따라서 대장용종의 절제방법은 다소 달라질 수 있습니다.

🛡 용종절제수술 후 주의사항

① 용종절제술후 복부불편감은 가스를 많이 배출하면 호전됩니다.

② 진정내시경을 하신 경우는 어지러울 수 있으므로 조심하셔야합니다.
   침대에서 내려올 때나 화장실을 갈 때 넘어지지 않도록 조심합니다.

③ 용종절제술후에는 4~6시간 동안은 물만 드시는 것이 필요합니다.

④ 4~6시간 후에는 죽으로 드시는 것이 좋습니다.

⑤ 일반적인 식사는 용종절제술후 다음날부터 가능합니다.

⑥ 하루정도 휴식을 취하는 것이 좋습니다.

⑦ 술은 1~2주간 드시면 안 됩니다.

⑧ 무리한 운동(등산, 골프 등)도 1~2주간 자제하셔야 합니다.

⑨ 용종절제술후 출혈이 발생하면 의료진에게 알려주셔야 합니다. 출

혈여부를 확인하기 위해서 배변후 변기를 반드시 확인합니다. 출혈이 확인되면 사진을 촬영하여 의료진에게 보여주는 것도 좋습니다.
⑩ 용종절제술후 복통이 발생하면 의료진에게 알려주셔야 합니다. 용종절제술후 매우 드물기는 하지만 천공으로 인해 복막염이 발생할 수 있기 때문입니다.

대장용종절제 수술 후 추적검사

대장용종의 크기와 개수에 따라 추적 대장내시경 검사 시기는 달라집니다.
① 일반적으로 1cm이상 크기의 선종이거나, 선종이 3개 이상인 경우, 조직검사상 융모성분이 포함된 경우에는 1년 후 추적 대장내시경을 시행합니다.
② 대장용종의 조직검사에서 선종이 1~2개이거나, 선종의 크기가 1cm 미만인 경우에는 3년 후 추적검사를 하시면 됩니다.
③ 대장용종이 없으면 3~5년 후 검사를 하시면 됩니다.
※ 장정결상태나 대장용종의 완전절제여부, 대장의 관찰정도, 대장암의 가족력에 따라 추적검사 시기는 사람마다 다소 다를 수 있습니다.

질환 설명서 07

장편한외과(대장·항문)
대장암

대장암이란 결장과 직장에 생기는 악성 종양을 말합니다.

발생 위치에 따라 결장에 생기면 결장암, 직장에 생기면 직장암이라고 하며, 이를 통칭하여 대장암 혹은 결장직장암이라고 합니다.

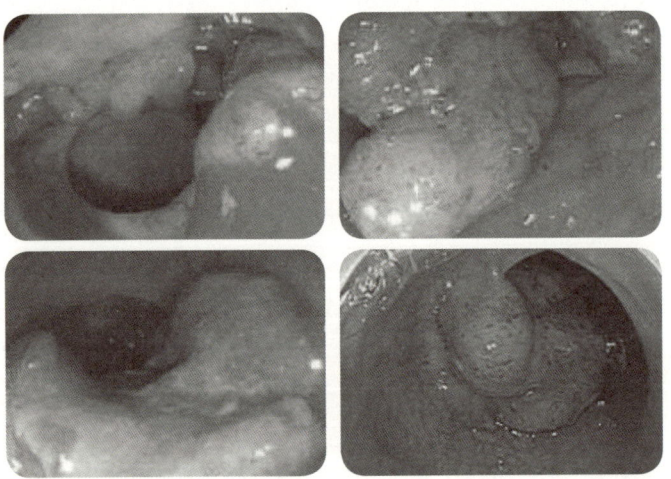

🩺 대장암 증상

① 혈변(선홍색 또는 검붉은 색) 또는 점액변

② 배변습관의 변화(갑자기 변을 보기 힘들어지거나 변을 보는 횟수가 변하는 등)
③ 설사, 변비 또는 배변후 변이 남은 느낌
④ 예전보다 가늘어진 변
⑤ 복부의 불편감(복통, 복부팽만)
⑥ 체중 감소
⑦ 피로감
⑧ 식욕부진, 소화불량, 오심(메스꺼움)과 구토
⑨ 덩어리가 만져짐
※ 대장암 초기에는 대부분 아무런 증상이 없습니다.

대장암 진단

① 대장내시경 검사는 가장 효과적이고 정확한 방법입니다.
② 전산화단층촬영검사(CT)
③ 분변잠혈검사, 직장수지검사
④ 암태아성 항원검사(CEA)

변비

장편한외과(대장·항문)

질환설명서 08

🛡 변비 원인

변비는 대부분(90%) 기질적 원인이 없는 특발성 또는 기능성 변비입니다. 2차적 원인이 있는 경우(10%)로는 기질적 국소성 질환, 전신질환, 약물 등입니다.

보존적 치료로 호전이 없는 경우와 출혈, 체중감소 등 경고 증상이 있는 경우에는 기질적 병변 유무를 확인합니다. 특히 대장암 등의 병변을 간과해서는 안됩니다.

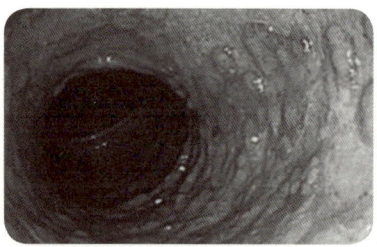 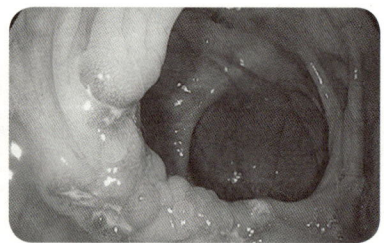

변비 분류

변비의 원발성 원인으로 정상 통과시간형 변비, 서행성 변비, 기능성 출구 폐쇄증으로 구분할 수 있습니다.

① 정상 통과형 변비는 가장 흔한 형태로 식이섬유 증가 또는 약물치료로 호전되는 경우가 많습니다.

② 서행성 변비(대장 통과시간 지연 변비)는 대장 통과시간이 72시간 이상 지연되는 변비입니다.

③ 기능성 출구 폐쇄증은 직장에서의 배출이 원활하지 못한 상태로 바이오피드백 치료가 필요합니다.

변비 진단

① 전신질환을 배제하기 위한 검사로 일반 혈액검사, 갑상선기능검사, 칼슘 등을 검사합니다.

② 기질적 병변을 검사하기 위해 X-ray(단순복부 촬영검사), 대장내시경 검사가 필요합니다.

③ 대장 통과시간 검사(CTT)등 대장 기능이상검사는 2차성 변비가 배제된 심한 변비나 초기 치료에 실패한 경우에 시행합니다.

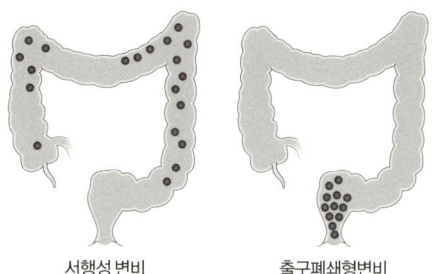

서행성 변비　　출구폐쇄형변비

변비 치료

① **식사요법**
- 식이섬유를 많이 섭취합니다.
- 물을 많이(하루 8잔 이상) 섭취합니다.
- 적당한 운동을 합니다.

② **행동요법**
- 식후 유발되는 위, 대장 반사에 따라 배변합니다.
- 정서적 안정 및 심리적 지지가 필요합니다.

③ **약물요법**
- 1선 약물: 부피형성 완화제
- 2선 약물: 과삼투성 약물
- 3선 약물: 대변완화성 제제, 자극성 완화제, 관장과 좌약
- 새로운 약제: 위장관 운동 촉진제

④ **생체되먹임요법(바이오피드백 치료)**
- 골반저 기능이상의 경우 효과적입니다.
- 모니터를 보면서 복압이 올라가는지 괄약근 이완이 제대로 일어나는지 직접 보면서 배변훈련을 하는 방법입니다.

⑤ **수술요법**
- 항문직장의 국소적, 기질적 이상인 경우 수술합니다.
- 대장무력증으로 진단시 3~6개월 후에도 호전이 없으면 수술을 고려합니다.

변비에 대한 오해

① 매일 배변해야 한다는 것은 잘못된 생각입니다.
② 1주에 3번 이상 배변하면 정상입니다.
③ 검사에서 기질적 병변이 없다고 확인된 경우에는 안심하면 됩니다.
④ 배변량을 늘리기 위한 완화제 외 다른 종류의 약물은 장기 사용을 삼갑니다.

질환 설명서 09

장편한외과(대장·항문)
변실금

변실금은 대변 배출의 조절이 잘 안되어서 대변이 갑자기 항문 밖으로 새어 나오는 상태를 말합니다.

변실금의 유병률은 24% 정도까지 보고될 정도로 상당히 흔합니다.

변실금 진단

① **직장수지검사**
   - 항문 괄약근의 기능과 회음부 하강의 정도를 판정할 수 있습니다.

② **대장내시경 검사**
   - 점막병변이나 종양을 발견하는데 적합합니다.

③ **항문초음파검사**
   - 항문 괄약근의 구조적인 결함과 직장과 근육의 상태를 파악하는 데 유용합니다.

④ **대장항문기능검사**
   - 항문 괄약근의 기능과 상태를 측정합니다.

🛡 변실금 치료

① 생활요법
- 유발성 음식(카페인, 섬유소 등)이나 활동을 피하고. 배변습관을 교정하여 항문 주위 피부위생에 유의합니다.

② 약물치료
- 약물 복용으로 대변횟수를 줄이고 대변경도를 호전시킵니다.

③ 바이오피드백 치료
- 비침습적인 인지훈련을 통해 골반저 근육과 복벽근육을 강화시킵니다.
- 치료효과는 골반저 횡문근의 수축력을 강화시키고, 직장 팽만을 감지하며, 변을 보유하게 하는 강화인자와 감각과의 조정을 증진시킵니다.

④ 수술치료
- 항문 괄약근의 구조적인 결함이나 손상을 호전시킵니다.

질환 설명서 10

장편한외과(외과·검진)
화상

화상은 주로 열에 의해 피부와 피부 부속기에 생긴 손상을 의미합니다. 발생하는 화상의 약 90% 정도가 뜨거운 액체나 물건, 화염, 일광 등에 의해 생깁니다.

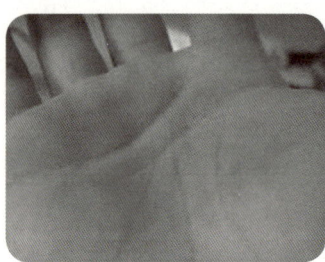 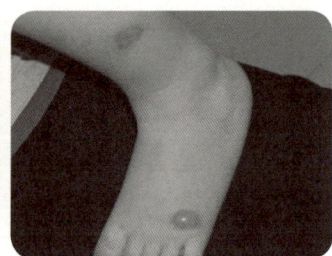

- **1도 화상**

① 1도 화상은 표피층만 손상된 상태로 화상을 입은 부위에 홍반이 생깁니다.

② 1도 화상은 자연적으로 치유되는 것이 대부분이며, 반흔(Scar)을 남기지 않고 치유됩니다.

③ 치유 시기는 통상적으로 3~6일 정도입니다.

- **2도 화상**

    ① 2도 화상의 대부분은 물집이 생기고, 피하조직의 부종을 동반합니다.

    ② 표재성 2도 화상의 경우 감염이 없을 때 10~14일 이내 치유가 됩니다.

    ③ 심재성 2도 화상의 경우 통증을 느끼지 못하고, 압력만 느끼는 상태가 됩니다. 적절한 치료를 받으면 3~5주 이내로 치유되지만, 감염이 되면 3도 화상으로 이행하므로 주의를 요하며, 이 경우 심한 흉터가 남을 수 있습니다.

화상 치료

① 초기에는 화상의 피해를 최소로 줄이는 것이 중요하며 상처 회복을 촉진시키고, 통증을 줄이며 감염을 예방하는데 주력합니다.

② 후기에는 흉터, 기능장애, 구축 등의 후유증을 줄이는 데 중점을 두어야 합니다.

질환 설명서 11

장편한외과(외과·검진)
하지정맥류

하지정맥류는 다리의 정맥이 부풀고 늘어나서 구불구불 튀어나오는 질환입니다.

정맥내에 있는 판막^{valve}에 이상이 생기거나 혈관벽이 약해져 늘어나면 혈액이 위로 올라가지 못하고 역류하게 되어 하지정맥류가 발생합니다.

하지정맥류 증상

하지정맥류의 증상은 장시간 서 있거나 앉아있을 때 흔히 나타나며, 오전보다 오후 늦게 나타나는 경우가 많습니다.

혈관 확장으로 인한 불편함, 통증, 저리거나 욱신욱신 쑤시는 느낌(둔통), 하지 피로감, 부종 등을 호소합니다.

그리고 발 다리가 무겁고, 근육이 긴장되어 저리고, 정맥류가 있는 곳에 화끈화끈 달아오르는 느낌, 욱신욱신 쑤시는 느낌이 있을 수 있습니다.

하지정맥류 진단과 치료

하지정맥류를 진단을 위해서 하지정맥 초음파를 시행하여 혈류 역류 여부와 역류정도를 판단합니다.

치료는 혈관 경화요법, 정맥 발거술, 고주파 수술, 레이저 수술, 베나실, 클라리베인 등이 있습니다.

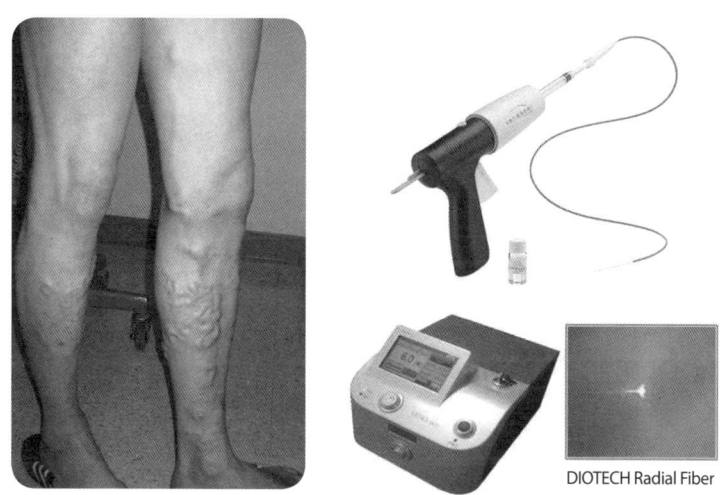

DIOTECH Radial Fiber

갑상선 초음파

질환설명서 12 · 장편한외과(외과·검진)

갑상선 초음파는 갑상선 결절의 이상 유무를 평가하는데 효과적인 검사법으로 갑상선 결절이 암인지, 양성 결절인지 구분하는데 유용합니다. 그 외 미만성 갑상선 질환의 진단도 가능합니다.

갑상선 초음파 검사는 5분~10분정도 소요되며, 특별한 준비가 필요 없고, 특별한 주의사항도 없습니다.

갑상선 양성결절의 초음파 소견

갑상선 초음파에서 양성 결절은 낭종, 스펀지 모양으로 보입니다.

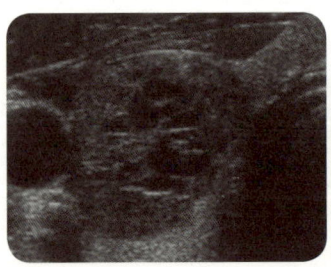 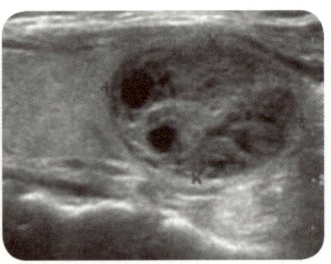

갑상선 악성결절의 초음파 소견

악성 결절은 저에코가 현저하고, 모양이 앞뒤로 길며, 경계가 불규칙하고, 석회화 등의 소견이 보입니다.

악성결절이 의심되는 경우는 추가적인 미세침흡입 검사를 시행합니다.

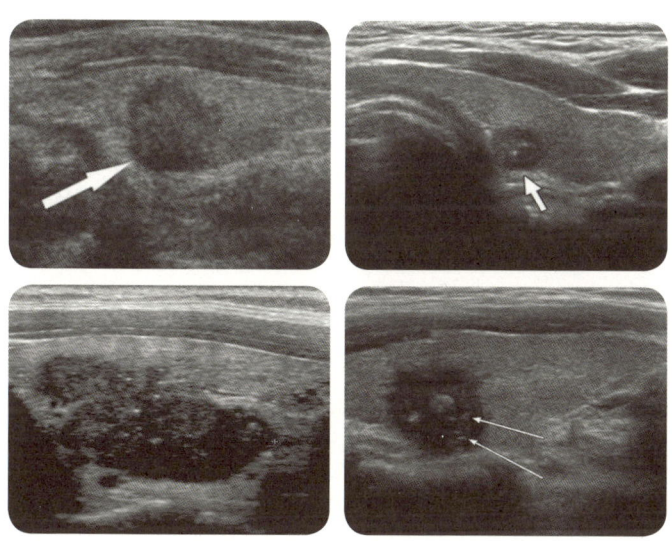

갑상선 조직검사

갑상선 세침흡입 생검술은 초음파를 보면서 바늘을 통하여 결절들에 대해 세포를 얻는 검사입니다.

조직검사 소요시간은 15~20분정도이며, 시술 전 금식은 필요치 않습니다.

출혈의 위험성을 높일 수 있는 약물(아스피린, 와파린, 혈소판응집억제제 등)을 복용중인 경우 복용중단 여부를 의사와 상의해야 합니다.

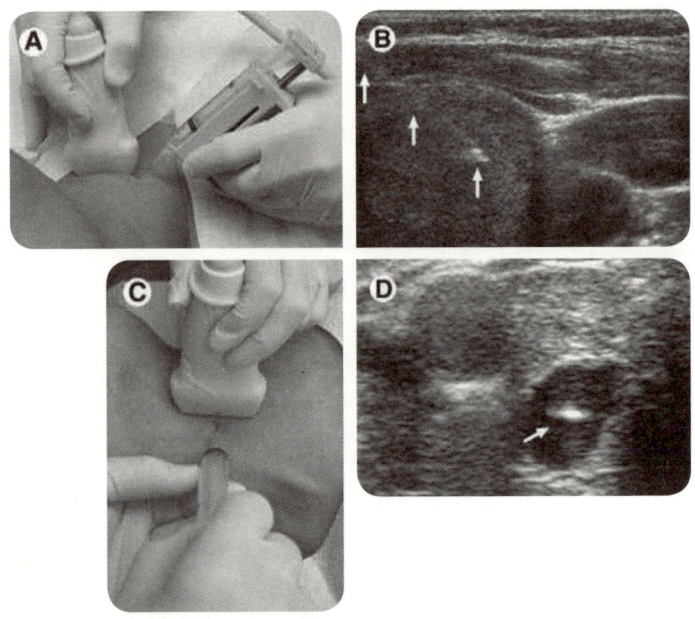

🛡 갑상선 조직검사 결과의 해석

① 비진단적 결과

- 다시 한 번 갑상선 조직검사를 시행합니다.

② 양성

- 악성가능성은 1% 미만이므로 추거검사는 필요 없습니다.

③ 비정형

- 악성위험도는 5~15%입니다.
- 조직검사를 다시 시행합니다. 조직검사를 다시해도 20~25%에서는 다시 비정형으로 진단됩니다.
- 반복적인 조직검사에서도 비진단적인 경우는 임상적 위험인자를 고려하여 관찰 또는 수술을 합니다.

④ **여포종양 혹은 여포종양의심**

- 15~30%의 악성위험도입니다.
- 갑상선 엽 절제술 또는 전 절제술을 고려합니다.

⑤ **악성의심**

- 악성위험도는 60~75%입니다.
- 절제수술이 필요합니다.

⑥ **악성**

- 위 양성율은 1% 미만으로 수술합니다.

질환 설명서 13

장편한외과(외과·검진)
위내시경

위내시경 검사는 경구(입)로 내시경을 삽입하여 식도, 위, 십이지장을 관찰하는 검사입니다.

검사 중 조직검사와 헬리코박터균 검사와 용종절제술을 병행할 수 있습니다. 검사시간은 3~5분정도 소요됩니다.

위내시경 검사시기

① 위암의 발생률이 급증하는 40세 이후에는 증상에 상관없이 1년마다 위 내시경 검사를 받아보셔야합니다.(우리나라에서는 전체 암 중에서도 위암의 발생율이 아주 높아 검사가 꼭 필요합니다.)

② 20~30대는 가족력, 증상, 위험인자 및 위의 상태에 따라 1~2년에 한 번씩 위 내시경 검사를 받는 것이 좋습니다.

위내시경 검사전후 주의사항

- **검사 중**
  - 긴장을 풀고 몸에 힘을 빼십시오.

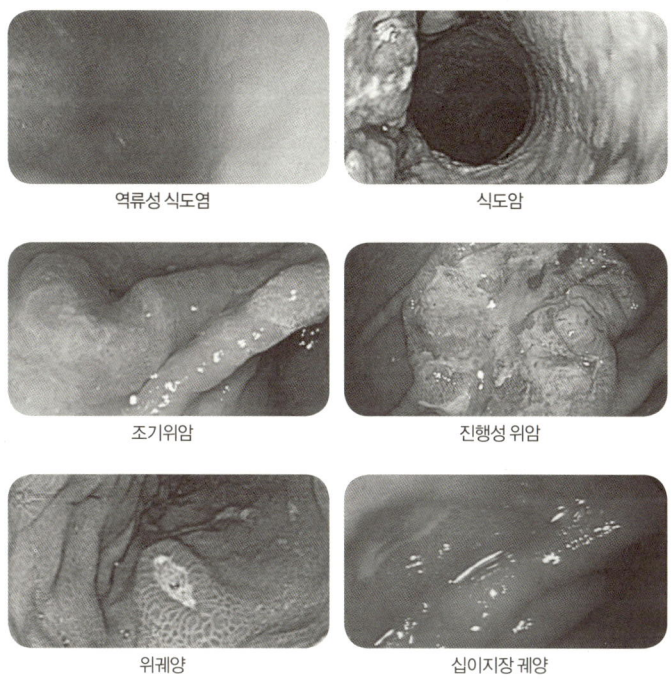

역류성 식도염   식도암

조기위암   진행성 위암

위궤양   십이지장 궤양

- 천천히 심호흡을 하십시오.(코로 들이마시고 입으로 내쉬면 검사가 편안합니다.)
- 입 안에 고이는 침은 삼키지 말고 그냥 흘려내십시오.
- 검사 중에는 몸을 움직이지 마십시오.

● **검사후**

- 검사후 목 마취가 풀리는 20~30분 정도는 음식을 드시지 않는 것이 좋습니다.
- 조직검사를 시행한 경우는 검사후 1~2시간 뒤에 식사를 하는 것이 좋

습니다.

- 자극적인 음식은 한끼 정도 피하십시오.

● **검사결과의 확인**

- 검사가 끝나면 위내시경 결과는 당일 확인할 수 있습니다.
- 조직검사 결과는 약 1주일 후에 나옵니다.

질환 설명서 14

장편한외과(외과·검진)
위장질환

위 질환

● 위궤양

위궤양은 위장 점막이 염증에 의해 부분적으로 손상되어 움푹하게 패인 상태를 말합니다. 위궤양은 악성종양에서 나타나는 경우도 있으므로 진단에 주의해야합니다.

위궤양으로 진단된 후에는 절대적으로 금연하여야 하며, 위 점막을 직접적으로 손상시키는 알코올이나 불필요한 약물 복용도 피해야 합니다. 그리고 적절한 식사량을 유지하고 규칙적인 식사시간을 지키는 것이 매우 중요합니다.

● 위암

위암은 위의 내면 점막에서 발생하는 암을 말합니다.

위암은 헬리코박터 파일로리균, 위암 관련 질병(, 만성 위축성 위염, 장상피화생, 이형성, 위아전절제술), 식생활(짠 음식, 가공된 햄, 소시지류,

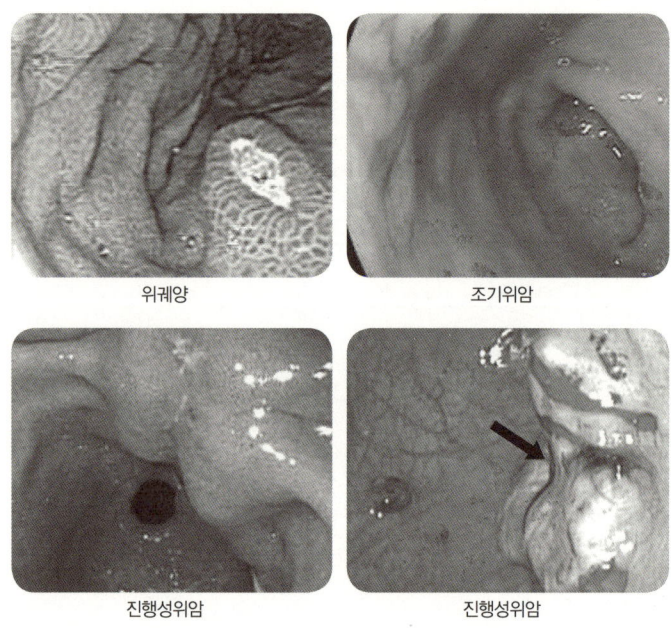

위궤양 　 조기위암
진행성위암 　 진행성위암

탄 음식), 흡연, 그리고 가족력 등과 관련이 있는데, 여러 가지 요인이 복합적으로 작용하여 발생합니다.

위암이 초기에 진단되는 경우에는 내시경적 치료도 가능하므로 위내시경의 정기검진이 매우 중요합니다.

식도 질환

● **역류성 식도염**

역류성 식도염은 위의 내용물이 식도로 역류해 식도에 염증을 일으키는 질환입니다.

역류성 식도염인 경우 식사는 적당량을 규칙적으로 하고, 적당한 운동과 식사량 조절을 통해 체중관리에 신경 쓰시는 것이 좋습니다. 취침 시에는 머리맡을 높입니다.

피해야할 음식은 튀김류, 지방식, 자극적인 음식, 초콜릿, 감귤류, 과일로 만든 주스, 술, 담배, 커피, 단백질과 탄수화물이 많은 음식 등입니다.

취침 3시간 전부터는 음식을 드시지 않은 것이 좋으며, 옆으로 눕거나 엎드리는 습관과 꽉 끼는 옷을 피하는 것이 좋습니다.

- **식도암**

식도암이란 식도에 생긴 암을 말하는데 술, 담배와 밀접한 관련이 있습니다. 식도암을 예방하기 위해서는 술을 절제하고, 담배를 끊고, 균형 잡힌 식생활을 하며, 탄 음식이나 가공된 햄이나 소시지 같은 질산염이 많이 포함된 음식을 피하는 것이 필요합니다.

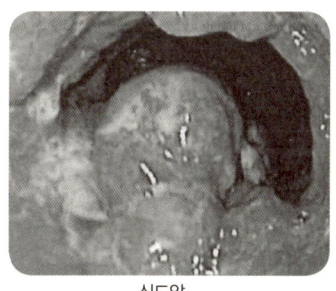
식도암

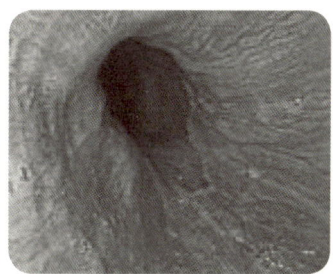
역류성식도염

십이지장 질환

- **십이지장궤양**

십이지장 점막이 염증에 의해 부분적으로 손상되어 움푹하게 패인 상태를 말합니다.

  십이지장 궤양으로 진단된 후에는 절대적으로 금연하여야 하며, 알코올이나 불필요한 약물 복용도 피해야 합니다. 그리고 적절한 식사량을 유지하고 규칙적인 식사시간을 지키는 것이 중요합니다.

질환 설명서 15

장편한외과(외과·검진)
상복부 초음파

상복부 초음파는 간, 담낭, 신장, 췌장 등의 질환을 진단하는 검사입니다.
상복부 초음파검사가 가장 일반적인 초음파검사인 만큼 편안하고 빠르게 검사를 받을 수 있는 쉬운 검사입니다. 검사는 약 10~15분 정도의 시간이 소요됩니다.

🏥 상복부 초음파에서 진단되는 질환

상복부 초음파는 지방간, 간염, 간경화, 간낭종, 간혈관종, 간암, 전이성

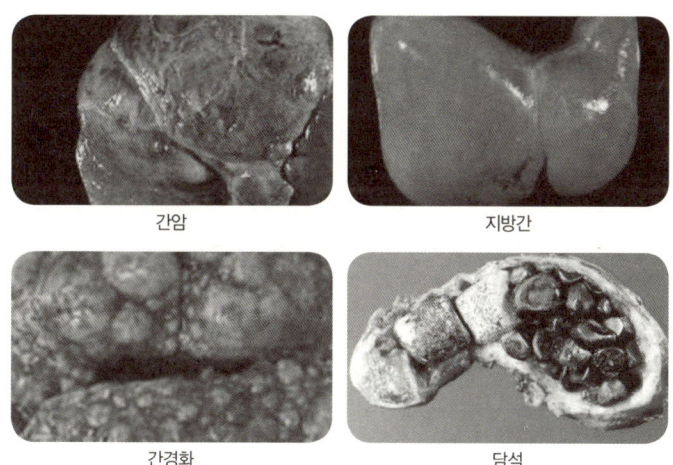

간암 | 지방간
간경화 | 담석

암, 복수, 농양, 담낭염 및 담도염과 결석, 담낭암, 급성 혹은 만성 췌장염 등을 진단할 수 있습니다.

상복부 초음파 검사전 주의사항

① 검사전날 식사는 저녁 10시 이전에 유동식(흰죽, 미음)으로 가볍게 합니다.
② 저녁 식사 후 검사가 끝날 때까지 아무 것(물, 음료수, 담배 일체)도 드시지 않아야합니다.
③ 검사 당일 위내시경, 대장검사, 소변검사 등 다른 검사와 같이 있는 경우 반드시 초음파 검사를 먼저 하셔야합니다.
④ 초음파 검사를 받을 때는 꽉 끼지 않는 옷을 입는 것이 좋습니다. 검사용 가운으로 갈아입고 시행하기도 합니다.

질환 설명서 16

장편한외과(외과·검진)
간질환

B형 간염

B형 간염은 B형 간염 바이러스에 감염되어 생기는 병으로 서서히 지속적으로 진행하여 간에 손상을 일으킵니다. 간 손상은 간의 염증, 간의 섬유화, 간의 경화, 그리고 결국에는 간암(간세포암종)을 일으킵니다. B형간염을 예방하는 가장 좋은 방법은 예방접종입니다.

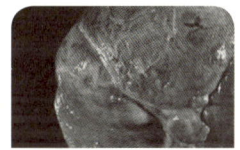

지방간

지방간은 간내 과도한 지방(주로 중성지방)이 쌓여서 발생되는데 일반적으로 간 무게의 5% 이상의 지방이 쌓이게 되면 지방간으로 진단합니다. 지방간은 알코올, 일부 한약이나 약제, 비만, 당뇨병, 고지혈증 등으로 비교적 원인이 뚜렷합니다.

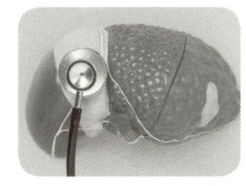

🛡 간경화

간경변증은 말랑말랑했던 간이 돌덩이와 같은 딱딱한 간으로 변화되어 원래의 간 기능을 제대로 수행하지 못하는 질병입니다. 간은 '침묵의 장기'로 간경변증의 초기에는 환자가 느끼거나 외부에서 확인되는 증상이 뚜렷하지 않고 혈액검사에서도 특별한 이상소견을 보이지 않을 수 있습니다.

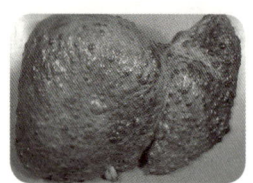

🛡 간암

간암은 간에서 일차적으로 발생한, 즉 원발성(原發性)의 악성 종양을 의미합니다.

만성 간질환과 간경변증은 그 원인이 무엇이든 간암의 위험을 높이므로 별다른 증상이 없더라도 정기적인 검진이 필수적입니다.

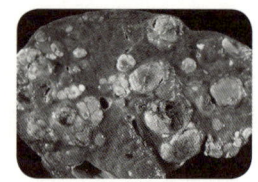

🛡 간 혈관종

간내 혈관이 기형적 변화를 일으켜 스펀지의 단면과 같은 모습을 보이는 덩어리를 형성한 질환입니다.

혈관종은 양성 종양으로 악성 종양(암)으로 진행하지는 않습니다.

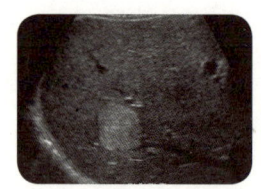

장편한외과는

① **치질 수술은 정직하고 정석대로 합니다.**
- 무조건적으로 수술을 권유하지 않겠습니다.
- 장편한외과는 꼭 필요한 경우에만 수술하겠습니다.

② **대장내시경은 오랜 경험과 실력으로 아프지않고 편안합니다.**
- 고통스런 대장내시경을 시행하지 않겠습니다.
- 장편한외과는 첨단장비와 많은 경험에서 나온 실력으로 편안한 내시경을 하겠습니다.

③ **변비치료는 진단부터 치료까지 원스톱으로 합니다.**
- 변비약만 주지 않겠습니다.
- 장편한외과는 검사를 통해 원인을 찾고, 최신장비로 치료 하겠습니다.

④ **초음파검사는 꼼꼼하게 검사하고 세심하게 설명합니다.**
- 금방 끝나버리는 초음파는 하지 않겠습니다.
- 장편한외과는 초음파 검사를 의사가 직접하고, 만족할 때까지 설명하겠습니다.

검진과 수액치료는 특화된 개인맞춤형으로 진행합니다.
- 수박겉핥기식 검진은 하지 않겠습니다.
- 장편한외과는 오랜 경험과 높은 수준의 실력으로 특화된 검진을 하겠습니다.

 외과진료는 인간적이고 정성으로 합니다.
- 오래 기다리고 일률적인 외과진료는 하지 않겠습니다.
- 장편한외과는 언제든 손쉽고 개인별 맞춤형인 친절한 진료를 하겠습니다.

 평생 건강의 동반자로 함께 합니다.
- 장편한외과는 편한 의료로 평생 고객을 섬기겠습니다.
- 장편한외과는 지역사회 건강의 질 향상에 이바지하며 지역주민들과 함께 하겠습니다.

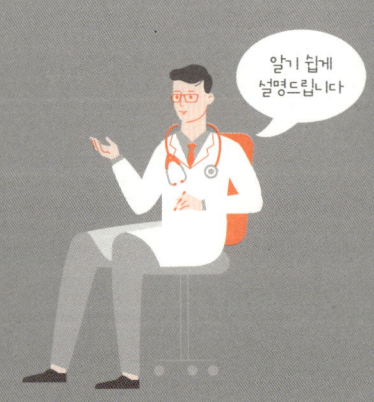

PART 3

장편한외과 이성근 원장의 이야기

장편한외과 원장
이성근 이야기

안녕하십니까. 장편한외과 원장 이성근입니다.

저는 최근까지 수원의 신세계외과의원 원장으로 근무하였으며, 그전에는 부산제2항운병원 의무원장, 한국건강관리협회 제주지부 진료부장, 부산항운병원 의료부장으로 근무했습니다. 국립암센터 전임의 시절부터 지금까지 최근 12년 동안 대장항문외과 외길만을 걷고 있습니다.

2020년 기준으로 의사가 된지는 20년 되었고, 외과전문의가 된지는 15년이 되었으며, 대장내시경 세부전문의가 된지는 12년, 대장항문외과 세부전문의가 된지는 11년이 되었습니다.

앞으로도 저는 장편한외과에서도 후회 없는 시간들을 보낼 것입니다. 대장내시경을 하는 한 사람 한 사람 최선을 다해 임할 것이며, 치질 수술을 하는 한분 한분에게 정직하고 정성스런 진료를 하겠습니다.

앞으로 수원에서 평생 지역사회를 위해 봉사하며, 수원시민과 더불어 살아갈 것입니다. 끊임없는 나눔과 봉사로 사회활동에 임하겠습니다.

장편한외과 이성근 원장의 성장과정

경상남도 남해군에서 태어나 8살이 되던 해 아버님의 병환으로 부산으로 이사를 한 후, 공중보건의로 소록도에 배치되기 전까지 23년간 부산에서 지냈습니다. 1남 2녀의 둘째로 부친은 제가 초등학교 2학년 때(1984년) 위암으로 돌아가시고, 모친은 간경화로 오랜 시간 투병하신 끝에 제가 고

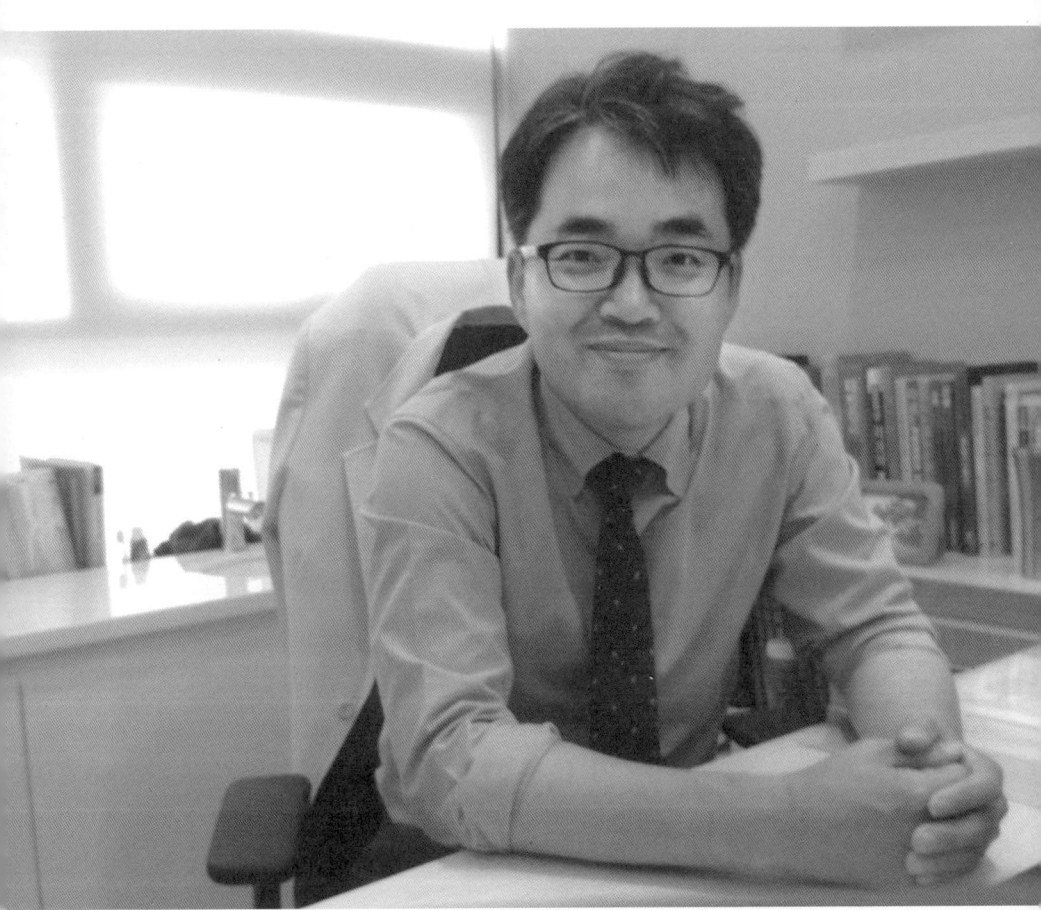

등학교 2학년(1993년)때 돌아가셨습니다.

집안의 경제적인 상황이 넉넉지 못해 고등학교 2학년 때부터 독지가의 장학금으로 학업을 지속했고, 의과대학도 전액 장학금을 6년간 계속 받아 마무리 할 수 있었습니다.

사회에서 받은 도움을 조금이나마 되돌려주기 위해 의과대학시절 부산 YMCA(2년간), 천마 재활원(2년간), 부산 서구 사회복지관(2년간)에서 꾸준히 자원봉사를 했습니다.

장편한외과 이성근 원장의 가족상황

저는 2004년 6월 결혼하여 자녀는 1녀 2남입니다. 2020년 현재 큰 딸은 중학교 3학년이고, 둘째인 아들은 초등학교 5학년이며, 막내아들은 초등학교 3학년입니다. 현재 저희 가족의 거주지는 수원시 장안구 정자동이며, 장모님과 함께 살고 있습니다.

장편한외과 이성근 원장의 생활신조 및 인생관

'Now' 현재에 충실하고 후회하지 않는 시간을 보내자는 것이 저의 생활신조입니다. 어릴 적 부모님과의 이별을 통해 인생은 길지 않다는 것을 깨달았고, 외과를 전공하며 본인은 원하지 않는 수 많은 죽음을 보았습니다. 지난시간을 뒤돌아볼 때 안타까움을 느끼지 않을 수는 없겠지만, 최소화하자는 것이 목표입니다.

인생관은 부메랑처럼 내가 한 일의 결과가 언젠가 다시 나에게 올 수 있기에 정직하고 착하게, 그리고 멀리 내다보며 인생을 살자는 것입니다.

장편한외과 이성근 원장의 경력

저는 1995년 동아대학교를 특별전형으로 입학하여 6년간 전액 장학금을 받으며 의과대학 6년을 수료하여 2001년 의사면허증을 교부 받았습니다.

의과대학 6년간 전액 장학금의 혜택을 준 모교 병원인 동아대학교의료원에서 인턴을 마치고, 모교병원에서 외과를 전공하고 2006년 외과전문의 자격증을 받았습니다. 2004년에는 동아대학교 의과대학에서 석사과정을 마쳤습니다.

외과를 전공하고 공중보건의로서 첫 발령지는 국립소록도병원이었습니다. 외과과장을 2년간 근무하면서 한센인들의 슬픈 과거와 지금도 계속되고 있는 차별을 피부로 느꼈습니다. 그리고 나머지 군복무 1년간은 경기북부 응급의료정보센터에서 의료업무 실장으로 근무하며 심폐소생술 강의를 많이 하였습니다.

2008년에는 모범 공중보건의로서 선정되어 보건복지부 장관 표창장을 받았고, 대한나학회 우수논문으로 선정되어 유준학술상을 수상하였으며, 2010년에는 자원봉사활동 수기공모전에 최우수상으로 입상하여 보건복지부장관상을 수상하였습니다.

군복무후에는 국립암센터에서 전임의를 수료하였습니다. 국립암센터 대장암센터 대장내시경 아카데미에서 대장내시경을 1년간 수료한 것은 제 인생에서 큰 터닝 포인트였습니다. 그렇게 대장내시경에 입문한 후 12년째 대장내시경을 전문으로 진료하고 있습니다.

국립암센터 전임의 수료 후에는 대한민국의 대표적인 대장항문 전문병원인 부산항운병원에서 근무하였습니다. 2010년부터 본격적으로 항문양성수술을 시작하였습니다. 척추마취를 배우고, 미추마취를 익혀 직접 마취하게 된지도 11년이 되었습니다. 그동안 많은 경험을 통해 최적의 항문양성질환 수술을 익혔습니다.

셋째가 태어난 후에는 가족들과의 시간을 많이 갖기 위해 한국건강관리협회 제주지부로 이직하여 대장내시경과 위내시경과 갑상선 조직검사의 경험을 많이 쌓았습니다. 건강검진 전문기관에서 근무하며 국민건강증진의 방향성에 대한 고민도 많이 하였습니다.

그리고 다시 부산제2항운병원으로 컴백하여 의료원장으로서 대장항문 전문병원에서의 경력을 이어나갔습니다. 그리고 수원으로 이사를 했고, 신세계외과에서 원장으로 근무하며 수원시민의 건강 향상을 위해 노력하였습니다.

또한 국립암센터 전임의를 수료 한 이후 11년간 대장항문 전문병원 등에서 근무하면서 지금까지 많은 학회활동을 하고 있습니다.

현재 대장항문질환을 주로 연구하는 대한대장항문학회에서 학술위원으로 활동하고 있으며, 대장내시경 연구회 간사의 역할을 수행하고 있습니다.

또한 내시경과 복강경을 주로 연구하는 대한내시경복강경외과학회에서는 내시경 위원으로 활동 중이며, 대한외과의사회에서는 홍보, 편집이사로 봉사하고 있습니다.

2010년부터는 대한외과학회 전공의 술기교육 지도교수로 지금까지 꾸준히 활동하고 있는데 대장내시경 분야, 위내시경 분야, 복부초음파 분야 지도교수 역할을 수행하고 있습니다.

장편한외과 이성근 원장의 장단점

저의 두드러진 장점은 성실하다는 점과 배려심이 많다는 점입니다. 많은 사람들과 어울려 일을 하는 것을 좋아하고, 리더십과 추진력을 인정받는 편입니다. 또한 초등학교 시절부터 줄곧 학업에 성실히 임해 좋은 성적을 얻었고, 맡은 일은 끝까지 완수하는 성실함이 뛰어난 편입니다. 그 외 주위 분들이 성격이 활동적이고, 예의바르며, 가정적이고, 자기계발에 적극적이라고 칭찬해 주십니다.

단점은 시간엄수에 관해서는 엄격함이 지나치고, 일을 하다가 중간에 멈추면 자꾸 그 일에 신경 쓰는 경향이 있습니다. 가끔 추진력이 과도할 때는 결과예상을 충분히 하지 못하는 과오를 범하기도 합니다.

장편한외과 이성근 원장에게 가장 소중한 것

저의 가장 큰 힘은 긍정적이고 자신감 있는 삶에 대한 태도입니다. 절망 속에는 항상 희망이 싹트고 있고, 최악이라고 생각하는 상황도 누군가에게는 부러워하는 상황일지 모른다는 것을 알고 있습니다. 또한 노력하는 사람에게는 어떠한 형태로든지 성공이 주어진다는 사실을 알기에 자신 있고, 당당하게 일을 해나간다는 가치관이 제 인생에서 큰 도움이 되었습니다.

저에게 가장 소중한 유형의 자산은 가족입니다. 어릴 적부터 가족의 소중함을 뼈저리게 느꼈기에 현재 주어진 가정의 행복을 평생토록 지키고 싶습니다. 17년째 함께 하고 있는 안사람을 평생토록 사랑하고, 3명의 자녀들과 함께 남은 시간을 행복하게 살 작정입니다.

장편한외과 이성근 원장에게 인생지표가 되는 사람

지금은 함께 하지 못하는 저의 어머님입니다. 젊은 나이에 남편과 사별하시고, 어려운 생계를 책임지기 위해 자신을 희생하시고, 사랑하는 가족을 위해 모든 것을 바치셨던 분이시기 때문입니다. 특히나 어머님의 성실

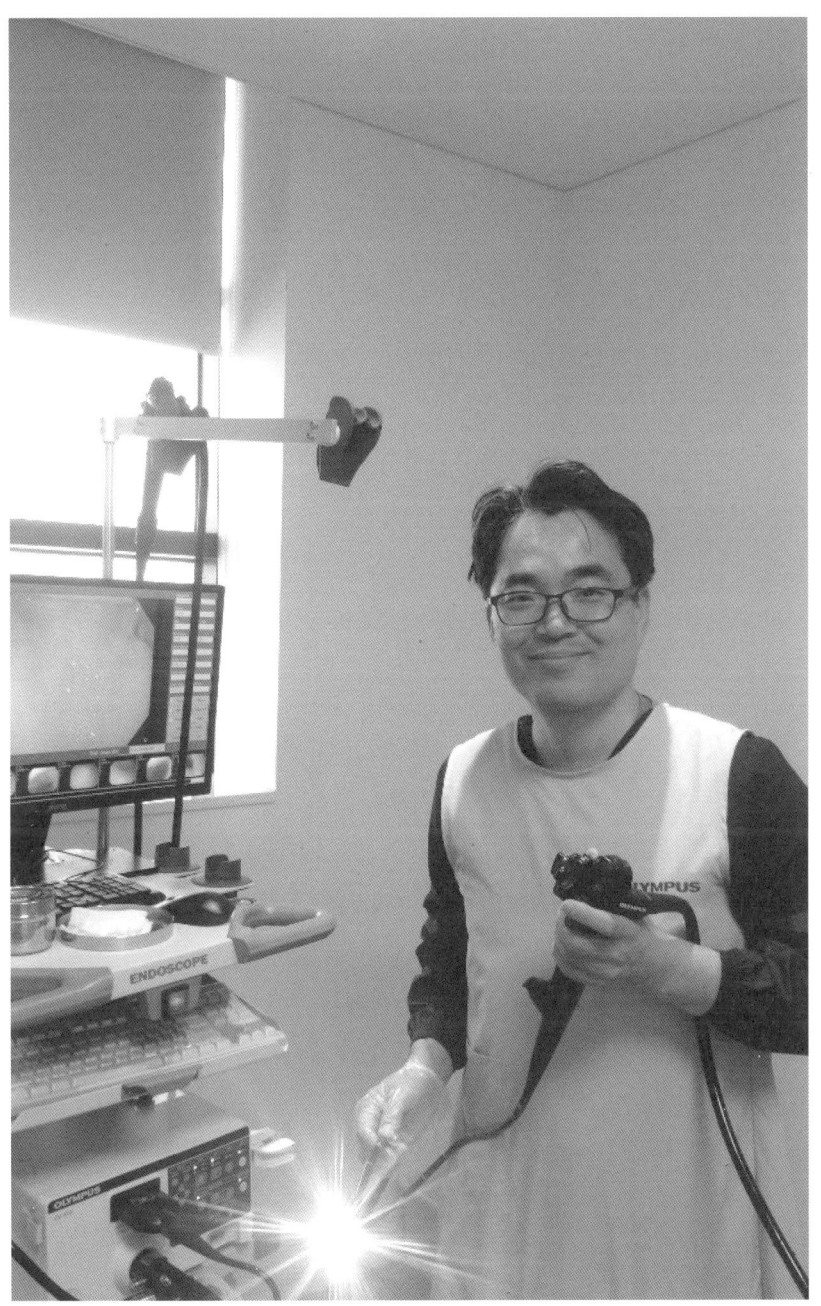

함은 제 인생의 가치관을 정립하는데 크게 영향을 끼쳤습니다. 18년이라는 짧은 시간을 저와 함께 했지만 바르고, 성실하게 살아야 한다는 가르침은 영원히 저와 함께 할 것입니다.

장편한외과 이성근 원장의 10년 후 모습

아마도 지금처럼 열심히 살고 있지 않을까 합니다. 10년 후 장편한외과는 몇 단계 업그레이드되어 있을 것이고, 저도 학문적으로 어느 정도 신뢰를 받고 있는 위치에 있을 것입니다.

하지만 변하지 않는 것은 환자를 사랑하고, 좋은 의사가 되기 위해 노력하고 있을 것이라는 것입니다.

좀 더 구체적으로 말씀드리면 제가 꿈꾸는 10년 후의 모습은 사회의 약자를 위한 곳에서 일하는 것입니다. 돈이 없어 치료를 못하는 사람, 경제적 여유가 없어 조기진단하지 못하고 병을 늦게 발견되는 사람들이 적어지는데 기여하고 있는 모습입니다.

장편한외과 개원이야기

2020년 2월 수원 아주대삼거리에서 장편한외과의원이 새롭게 인사드립니다.

오랜 기간동안 준비를 하고 개원을 하는 것이라 좋은 외과의원이 되리라 확신하며 장편한외과를 소개할 까 합니다.

앞으로 많은 지도편달을 부탁드리며, 여러분의 건강증진과 행복추구에 도움이 되는 장편한외과가 되도록 최선을 다해 노력하겠습니다.

장편한외과 개원 이유

저는 그동안 대학병원, 국립암센터, 대장항문 전문병원, 건강검진 전문기관 등에서 근무를 하였습니다. 워낙 큰 병원들이고, 유명한 병원들이다 보니 항상 바쁘고 정신없이 진료를 보았습니다. 진료시간이 부족하여 환자들과 이야기를 나누고 깊은 교감을 나누는 것이 힘들었기에 저는 항상 고민이 되었습니다. 제가 할 수 있는 한도 내에서는 최선을 다해 고객들과 대화하고, 고객들에게 자세히 설명을 했지만, 마음 한편으로는 좀 더 전인적인 진료를 하고 싶은 마음이 컸습니다. 결국 그 답은 개원을 해서 제 스타일대로 진료를 하는 것이라고 판단했습니다. 경제적인 압박에서 벗어나 제가 원했던 진료를 하기 위해서 개원을 하기로 결정했습니다.

제가 개원을 하는 두 번째 이유는 저 역시나 여유 있는 삶을 살기 위해서 입니다. 고객들에게 여유 있는 진료를 해 드리고, 자세히 설명하는 과정에서 저 역시나 여유를 찾고 싶었습니다. 과거 어머님께서 투병생활을

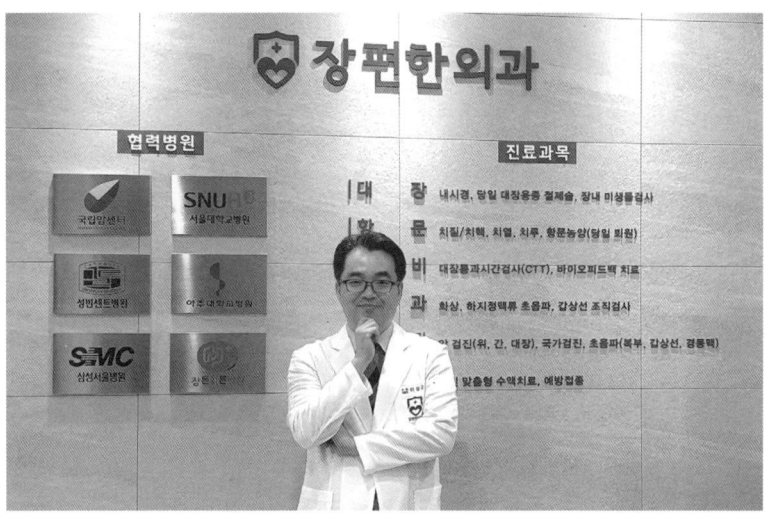

하실 때 자세히 설명해주지 않는 의사에게 저는 불만이 참 많았습니다. '내가 의사가 되면 저렇게 하지 않겠다'고 다짐도 여러 번 했습니다. 물론 1980년대에는 그런 문화가 당연시되었지만, 지금도 저는 그때의 아쉬움이 항상 마음 한편에 크게 자리 잡고 있습니다. 그래서 저부터 여유를 가지는 것이 고객을 위한 길이라는 것을 알기에 개원을 하게 되었습니다.

제가 개원을 하는 세 번째 이유는 대장내시경이나 치질 수술, 변비치료 등은 결국 개인 맞춤형으로 진료하는 것이 맞다고 생각하기 때문입니다. 규격화된 시스템에서 일률적인 처치는 효율성은 높겠지만 고객 만족도는 높지 않을 것입니다. 병원의 경제적인 이유 때문에 한 가지 수술방법을 고집하고, 무조건 수술하자고 하고, 다른 여러 가지 이유 때문에 처치방법이 원칙에서 벗어나는 시스템을 거부하고 싶었습니다. 20년간의 저의 경험을 바탕으로 제가 생각하는 정직한 방법으로 진료를 하고 싶었습니다. 물론 정확하게 진단하고, 정성으로 치료하는 것은 기본이 될 것입니다.

장편한외과 이성근 원장이 이야기 하고 싶은 것

● 의과대학 6년 동안의 전액 장학금 덕분에 전 의사가 될 수 있었습니다.

아버님께서 제가 초등학교 2학년 때 돌아가신 후 어머님께서 생계를 책임지셨습니다. 그런데 제가 고등학교 2학년일 때 어머님마저 돌아가셔서 저희 3남매는 그 이후로 힘들었습니다. 독지가의 도움으로 고등학교 기성회비는 해결 했는데 저의 대학 등록금과 학비가 문제였습니다.

다행히 대학수학능력시험 성적이 잘 나와서 학교에서는 소위 SKY대 의대를 가서 학교의 명성을 높여달라고 했는데 저는 당장 현실적인 문제가 더 컸습니다. 결국 수능성적 고득점자에게 장학금 혜택을 주는 부산에 있는 대학으로 진학을 해서 금전적인 문제는 해결할 수 있었습니다. 전 장학생으로 입학을 했으니 6년 동안 장학금을 그냥 다 줄꺼라고 생각했는데, 6년동안 장학금을 받기위한 학점기준이 너무 높아서 무척이나 힘들었습니다. 그래서 6년 동안 의대공부 열심히 한다고 꽤나 고생했습니다.

이러한 경험 덕분에 전 경제적으로 힘든 상황을 잘 이해합니다. 돈이 없어서 치료를 못 받는 사람들의 마음을 잘 이해합니다. 그래서 장편한외과에서는 실력 뿐만 아니라 경제적으로도 합리적인 진료를 하고자합니다.

● 자원봉사를 많이 하고자 노력하였습니다.

의대장학금을 받은 의과대학 시절부터 자원봉사를 많이 하려고 했습니다. 사회로부터 받은 혜택을 조금이나마 돌려주고 싶었기 때문입니다.

자원봉사를 위해 제가 대학교에 입학하자마자 가장 먼저 찾아간 곳은 부산YMCA이었습니다. 그리고 청소년을 대상으로 의예과 시절 2년동안 자원봉사를 많이 했습니다.

의과대학내의 의료봉사 동아리에도 가입을 하여 사하구 감천동에서 의대 교수님들과 함께 무료진료를 하였습니다. 그리고 의과대학 본과시절에는 의료봉사 동아리 회장을 맡았었습니다.

대학시절 제가 가입한 또 다른 동아리였던 풍물동아리에서는 장애우시설에 찾아가 장애우들에게 사물놀이를 가르치는 자원봉사를 했고, 열심히 한 공로로 복지관으로부터 감사장도 받았습니다.

의사가 된 후에는 공중보건의 시절에 국립소록도 병원에서 2년간 일한 인연으로 대한의사협회에서 진행한 '전국 한센인 정착촌' 의료봉사에도 여러 번 참여를 하였습니다. 그때 인연이 된 익산의 장문외과 최성양 원장님과는 지금까지도 인연을 이어오고 있습니다.

최근에는 대한외과초음파학회에서 진행하는 강원도 산불 이재민을 위한 무료진료에 초음파 검사로 자원봉사하고 있습니다.

자원봉사는 언제나 제게 큰 감동을 줍니다. 자원봉사를 통해 오히려 제가 더 많은 것을 얻는 것 같습니다. 앞으로도 장편한외과는 지속적으로 의료봉사와 지역사회 봉사를 할 것입니다. 고등학교 시절 저에게 고등학교 기성금을 주셨던 그 독지가처럼 어려운 학생들에게 학자금도 지원하겠습니다. 수원 지역의 장애우시설과 노인복지시설에도 열심히 후원하도록 하겠습니다.

- 국립암센터, 대장항문 전문병원에서 대장내시경 세부전문의, 대장항문외과 세부전문의가 되었습니다.

외과전문의가 되고나서 군복무를 마치고 전 대장항문을 전문으로 하는 외과의사가 되겠다고 결심했습니다. 그 결정을 할 당시에 대장암이 지속적으로 증가하고 있었고, 향후 위암보다 대장암이 더 많아질꺼라는 예측이 있었습니다. 또한 대장암은 대장내시경을 시행하여 대장용종을 제거하면 예방되는 암이기 때문에 의사로서 대장암을 예방하는 일을 한다는 것이 의미 있게 다가왔습니다.

그래서 전 국립암센터 대장암센터에 지원을 했고, 높은 경쟁률을 뚫고 전임의 과정을 수료했습니다. 덕분에 국립암센터에서 또 한분의 은사이신 손대경 선생님을 만났으며, 대장내시경 세부전문의도 될 수 있었습니다.

국립암센터 대장암센터 대장내시경 아카데미를 수료하고 나서는 우리나라에서 몇 개 없는 대장항문 전문병원에서 근무를 하였습니다. 그곳에서 양성항문질환(치질 등)의 경험까지 쌓은 덕분에 대장항문외과 세부전문의가 되었습니다.

의사가 되기 위해서 6년이 필요했고 외과전문의가 되기 위해서 또 5년, 군복무 3년을 거쳐 14년의 시간 외에도 대장내시경 세부전문의와 대장항문 세부전문의가 되기 위해서 추가로 몇 년의 세월과 많은 경험이 필요했습니다. 그렇게 어렵고 긴 과정을 거쳐 대장내시경 세부전문의와 대장항문외과 세부전문가가 되었기에 이제는 실력과 겸손으로 여러분과 함께 하고자 합니다.

- 가족과의 소중한 시간을 위해 제주에서 한동안 살았습니다.

그렇게 대장내시경 세부전문의와 대장항문외과 세부전문의가 되기 위해 16년의 시간을 보내고 전 잠시 가족들과 시간을 보내기 위해 제주로 이직을 했습니다.

제주로의 이직의 계기는 셋째였습니다. 셋째가 태어나자마자 저의 아내는 제게 '육아를 도와줄 수 있는, 시간적인 여유가 있는 곳에서 한동안 일했으면 좋겠다'고 부탁했고, 전 망설임 없이 제주를 선택했습니다. 덕분에 사랑하는 아내와 3명의 자녀와 함께 제주에서 많은 추억을 만들었습니다.

제주에서는 한국건강관리협회에서 진료부장으로 일했습니다. 주로 위내시경과 대장내시경을 많이 했고, 갑상선 조직검사도 많이 했습니다. 건강검진을 전문으로 하는 곳이었기에 내시경을 정말이지 많이 했습니다. 그 덕분에 대장내시경을 지금까지 19,184번(2019년 기준)이나 할 수 있었습니다. 웬만한 의사가 평생해도 못할 대장내시경의 경험까지 덕분에 얻을 수 있었습니다.

뒤돌아보면 제주에서의 삶은 제 인생에서 파라다이스였습니다. 소중한 가족들과 아름다운 제주에서 멋진 시간을 보냈고, 제주도에 관한 책을 낼 정도로 제주를 즐겼습니다. 위내시경과 대장내시경 경험도 무지하게 많이 할 수 있었고, 갑상선 조직검사 전문가도 되었습니다.

- 다양한 학회활동으로 의학 전문가로서의 실력을 키웠습니다.

대장항문 세부전문의와 대장내시경 세부전문의가 되고 나서도 끊임없이 공부하였습니다. 많은 학회에 참여하여 학술적인 지식을 함양하고 노하우를 전수 받았습니다.

대장항문질환을 주로 연구하고 공부하는 대한대장항문학회에서 활발히 활동하여 현재 학술위원을 맡고 있으며, 대한대장항문학회 대장내시경 연구회 간사의 임무도 수행하고 있습니다. 대장내시경 연구회에서 장튼위튼병원의 육의곤 대표원장님을 회장님으로 모시고 대장내시경을 하는 의사들과 함께 열심히 연구하고 있습니다.

또한 내시경과 복강경을 주로 연구하는 대한내시경복강경외과학회에서도 내시경 위원회 위원으로 활동하고 있으며, 대한외과의사회에서는 홍보, 편집이사로 봉사하고 있습니다.

제가 가장 뿌듯하게 생각하는 학회활동은 대한외과학회 전공의 술기 교육 지도교수로 활동하는 것입니다. 2010년부터 지금까지 10년 동안 한 번도 빠짐없이 매회 참석하여 외과를 전공하는 의사들에게 대장내시경과 위내시경과 복부초음파에 관한 저의 노하우를 전수하고 있습니다. 저 또한 고수들에게 많이 배웠는데, 고수들에게 받은 그 은혜를 조금이나마 갚고 있다는 생각에 다녀올 때마다 참으로 기분이 좋습니다.

● 수원에서 파랑새를 찾았습니다. 평생 수원에서 살겠습니다.

수원은 지금은 뉴질랜드에 이민을 간 누나가 결혼하고 살았던 곳입니다. 그래서 누나가 한국에 살던 예전에 수원에 몇 번 왔었는데 그때도 참 느낌이 좋았습니다.

그리고 수원으로 저도 이사를 와서 수원지역에서 가장 치질 수술을 많이 하는 외과의원에서 근무하였습니다. 그리고 전 확신을 하였습니다. 파랑새는 수원에 있다고 말이죠.

그래서 대한외과의사회 매거진 '외과의사'에도 수원 예찬의 글을 투고했습니다. 그 글에서 전 이렇게 이야기했습니다. '유레카를 외쳤던 아르키메데스처럼 전 수원에 도착하고 얼마 지나지 않아서 '여기가 내가 찾던 바로 그곳'이라는 생각이 들었습니다. 아이들 교육여건도 좋고, 각박한 도시의 느낌이 아닌 자연과 함께 하는 느낌이며, 즐길거리와 먹을거리가 많은 '사람살기 좋은 곳'이 수원이기 때문입니다. 수원의 슬로건처럼 수원은 '휴먼시티'임에 틀림없습니다. 그리고 제가 판단하건데 수원은 제가 찾던 파랑새가 살고 있는 곳입니다'

이제 저는 수원에서 평생 살면서 수원을 위해, 경기남부 지역을 위해 여생을 바치겠습니다. 지역사회에 이바지하고, 나눔과 봉사로 더불어 살아가는 세상을 만들겠습니다. 의사로서 제가 할 수 있는 모든 방법을 동원하여 수원을 위해서, 경기남부지역을 위해서 봉사하겠습니다.

장편한외과 미션과 비전

- 장편한외과의원의 미션은 '수원을 대표하는 대장항문 외과의원이 되자'입니다.

    장편한외과의 구체적인 미션은
    ① 장편한외과는 수원에서 대장내시경을 가장 잘하는 의원이 되겠습니다.
    ② 장편한외과는 치질 수술을 정직하게 하겠습니다.
    ③ 장편한외과에서는 변비의 진단부터 치료까지 원스톱으로 책임지겠습니다.

- 장편한외과의 비전은 '정확, 정직, 정성'입니다.
    ① 장편한외과가 추구하는 '정확'의 의미는 실력 있고, 안전하며, 신뢰할 수 있는 진료를 하는 것입니다.
    ② 장편한외과가 추구하는 '정직'의 의미는 원칙대로 치료하고, 성실한 진료와 열정적인 진료를 말합니다.
    ③ 장편한외과가 추구하는 '정성'의 의미는 고객과 공감하고 소통하는 존중의 진료이며, 칭찬과 감사의 팀워크로 봉사와 나눔을 실천하는 것입니다.

장편한외과의 약속

- 장편한외과의 치질 수술은 정직하고 정석대로 하겠습니다.

 장편한외과는 치질 수술을 무조건적으로 권유하지 않겠습니다. 수술이 꼭 필요한 경우에만 수술하겠습니다. 여러 가지 다른 목적을 위해 환자들을 속이고, 거짓말하지 않겠습니다. 양심에 어긋나지 않게, 교과서적으로 정석대로, 꼭 필요한 경우에만 수술을 권유하겠습니다.

 대장항문외과 세부전문의 자격을 가지고 있는 장편한외과 이성근 원장의 정직한 수술로 다른 대장항문 외과의원 및 병원들과 차별점을 만들겠습니다.

- 장편한외과의 대장내시경은 오랜 경험과 실력으로 아프지 않고 편안하게 하겠습니다.

 장편한외과는 고통스런 대장내시경을 시행하지 않겠습니다. 첨단장비와 많은 경험에서 나온 실력으로 편안한 대장내시경을 하겠습니다.

 장편한외과는 고가의 의료용 CO_2 주입장치를 사용하여 대장내시경 검사의 통증을 획기적으로 줄이겠습니다. 물론 의료용 CO_2 주입장치를 사용한다고 대장내시경 검사비용이 증가되는 것은 아닙니다.

 대장내시경 세부전문의 자격을 갖고 있는 장편한외과 이성근 원장이 2019년까지 시행한 대장내시경은 19,184분이십니다. 많은 경험에서 쌓은 탁월한 실력으로 고객분들이 편안한 대장내시경을 받으실 수 있도록 하겠습니다.

● 장편한외과의 변비치료는 진단부터 치료까지 원스톱으로 하겠습니다.

변비가 있다고 변비약만 드리지 않겠습니다. 장편한외과는 검사를 통해 변비의 원인과 유형을 분석하여 그에 맞춰서 최신장비와 최신 약물로 치료하겠습니다.

간단한 검사(대장통과시간 측정검사, CTT)로 변비의 유형을 분류하여 그에 맞는 치료를 하겠습니다. 최신의 바이오피드백(생체되먹임) 치료장비를 구비하여 간편하면서도 효과적인 최신의 변비치료를 하겠습니다.

오랜 기간 동안 대장항문 전문의료기관에서 근무한 장편한외과 이성근 원장이 수원지역에서 변비치료의 새로운 시대를 열겠습니다.

● 장편한외과의 초음파검사는 꼼꼼하게 검사하고 세심하게 설명하겠습니다.

금방 끝나버리는 초음파는 하지 않겠습니다. 장편한외과는 초음파 검사를 의사가 직접 꼼꼼하게 검사하고, 만족할 때까지 자세하게 설명하겠습니다.

알고 보면 의사가 직접 초음파를 시행하지 않는 곳이 있습니다. 알고 보면 초음파 검사시간이 너무나 짧은 곳들이 많습니다.

초음파 인증의인 장편한외과 이성근 원장이 직접 꼼꼼하게 검사하겠습니다. 초음파 검사를 하는 도중에 직접 초음파 검사장면을 고객분들에게 보여드리면서 자세히 설명 드리겠습니다.

● 장편한외과의 건강검진과 수액치료는 특화된 개인맞춤형으로 진행하겠습니다.

수박겉핥기식 검진은 하지 않겠습니다. 장편한외과는 오랜 경험과 높은 수준의 실력으로 특화된 개인 맞춤형 검진을 하겠습니다.

수액치료도 최신 장비로 고객분들에게 꼭 필요한 부분을 검사한 후 처방하겠습니다. 마트에서 물건 고르듯이 수액의 종류를 고르는 것이 아니라 검사를 통해 본인에게 꼭 필요한 부분을 채울 수 있게 수액치료를 하겠습니다.

오랜 기간 동안 건강검진 전문기관에서 실력을 쌓은 장편한외과 이성근 원장이 가성비 높고 개인별로 필요한 맞춤형 검진과 수액치료를 제공하겠습니다.

● 장편한외과의 외과진료는 인간적이고 정성으로 하겠습니다.

오래 기다리고, 일률적인 외과진료는 하지 않겠습니다. 장편한외과는 언제든 정성으로 임하며, 인간적인 진료를 하겠습니다. 아시다시피 외과수술은 누가 수술하느냐가 결과에 큰 영향을 미칩니다. 정확한 판단과 깔끔한 수술을 위해서는 많은 경험과 노하우가 필요합니다.

의사가 된지 20년, 외과의사가 된지 15년이 된 장편한외과 이성근 원장이 매의 눈과 호랑이의 심장과 섬세한 터치로 최고의 결과를 얻을 수 있는 외과진료를 하겠습니다.

● 평생 건강의 동반자로 함께 하겠습니다.

장편한외과는 편안한 의료로 평생 고객을 섬기겠습니다. 또한 지역사회 건강의 질 향상에 이바지하며 지역주민들과 함께 하겠습니다. 평생 수원에서 살면서 수원을 위해, 경기도민을 위해 봉사하겠습니다.

수원에서 파랑새를 찾은, 수원이 좋아 수원에 보금자리를 잡은 장편한외과 이성근 원장이 여러분과 함께 하겠습니다.

장편한외과 전문분야와 특징

- 대장내시경

　장편한외과 대장내시경의 특징은 검사를 하면서 바로 대장용종 절제술을 시행한다는 것입니다. 실제로 알고 보면 대장내시경 검사만 하고 용종을 절제하지 않은 곳이 많습니다. 입원실이 없는 의원이거나 대장내시경 검험이 많지 않기 때문이거나, 하루에 많은 검사를 해야 하는 바쁜 곳인 경우가 그렇습니다. 하지만 장편한외과는 당일 용종절제술을 합니다.
　그리고 장편한외과의 대장내시경은 아프지 않고 편안합니다. 좋은 장비를 가지고 경험이 많은 대장내시경 전문의사가 하기 때문입니다.

- 치질(치핵, 치열, 치루, 항문주위농양)

　장편한외과 치질 수술의 특징은 당일 수술과 당일 퇴원입니다. 다른 대장항문외과는 보통 입원을 권유합니다. 장편한외과에서 수술하고 당일 퇴원이 가능한 이유는 마취방법의 차이 때문입니다. 장편한외과는 안전한 미추마취(엉덩이뼈인 미골부위에 마취를 하는 방법)를 합니다. 다른 곳은 척추마취(요추부위에 마치를 하는 방법)를 하고 수술을 하는데 척추마취는 마취후 6시간동안 절대 안정이 필요합니다. 또한 두통과 배뇨장애(소변을 잘 못 보는 것)의 부작용도 있습니다. 그래서 척추마취를 하면 대부분 입원이 필요합니다. 하지만 미추마취는 두통이나 소변장애같은 합병증도 없고, 2~시간이내 마취가 풀리기 때문에 **빠른 일상생활로의 빠른 복귀가 가능합니다.**

- 변비

　장편한외과 변비치료의 특징은 검사(대장통과시간검사, CTT)를 통해 변비의 원인과 유형을 확인한 후, 70~80%의 효과가 있다고 보고되고 있는 바이오피드백(생체되먹임) 치료를 한다는 것입니다. 바이오피드백 치료 장비를 가지고 있는 대장항문외과의원은 많지 않습니다. 많은 의사들이 변비를 약으로만 해결하려고, 수술을 권유하기도 합니다. 하지만 장편한외과는 최신의 약물치료를 할뿐만 아니라 최신 장비로 비수술적으로 변비치료를 합니다.

- 외과 질환(화상, 하지정맥류, 갑상선 조직검사, 지방종)

　장편한외과의 화상치료의 특징은 새로운 치료재료와 새로운 연고로 흉터를 최소화할 수 있게 치료한다는 것입니다. 그리고 꼭 필요한 경우에만 비급여 치료재료를 사용한다는 점입니다.

　장편한외과의 하지정맥류 치료의 특징은 정확한 검사를 통해 가급적 비수술적 치료를 중시한다는 점입니다. 수술비용이 300~500만원 정도 하는 하지정맥류 수술이 꼭 필요한지 검사를 통해 확인하고, 보존적 치료를 먼저 시도한다는 점이 차별점입니다.

　장편한외과의 갑상선 조직검사의 특징은 갑상선 암이 의심될 때만 조직검사를 한다는 것입니다. 크기가 크다고 무조건 조직검사를 권유하는 것이 아니라 꼭 필요한 경우에만 조직검사를 권유합니다. 또한 비용이 높지 않지 않고, 기다리지 않고 바로 조직검사를 할 수 있다는 점도 특징입니다.

- 건강 검진(암검진(위암, 간암, 대장암), 국가검진)

 장편한외과 건강검진의 특징은 가성비가 좋다는 것입니다. 쓸데없는 검사를 하지 않고 고객분들에게 꼭 필요한 검사만 맞춤형으로 합니다. 비싼 종합검진이 좋은 검진이 아닙니다. 건강검진의 거품을 빼고 정직하게 검진하는 것이 장편한외과 검진의 특징입니다.

- 건강 증진(맞춤형 수액치료, 예방접종)

 장편한외과에서 수원시민과 경기도민을 위해 제공하는 건강증진 프로그램은 맞춤형 수액치료와 예방접종입니다. 장편한외과의 수액치료의 특징은 최신 장비를 통해 고객분들에게 꼭 필요한 영양소를 조사하여 맞춤형으로 제공한다는 것입니다. 또한 시기적으로 필요할 때 예방접종을 합리적인 비용으로 제공해드리는 것이 특징입니다.

장편한외과 개원 스토리

- 병원명

 전 개원하는 병원의 이름을 뭘로 할지의 5년 전부터 고민했습니다. 5년 전 제주에서 개원을 하려고 했었는데 그때부터 병원명에 대한 고민이 시작되었습니다. 하지만 이름을 정하는 것은 정말이지 힘든 과정이었습니다. 그리고 '장편한외과'라는 이름으로 결정될 때까지 나름 우여곡절도 있었습니다.

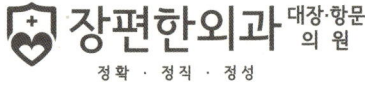

장편한외과로 이름을 정한 이유는 '대장'을 강조하고 싶어서입니다. 수원을 대표하는 대장항문외과가 되고자했기에, 항문은 대장에 포함된 개념이니까 짧게 '장' 글자만을 따왔습니다. 그리고 편안한 의료를 제공하고 싶었기에 '편한'이라는 글자를 선택했습니다. 이름처럼 '장'이 편하고, 대장항문질환의 치료가 '편안'한 '장편한외과의원'이 되겠습니다.

● 로고

로고에 대한 고민도 5년 전부터 했습니다. 제가 추구하는 의료의 가치관을 잘 표현하고 싶었기에 무수한 시안이 나왔습니다. 어림잡아도 시안이 50개 정도는 되는 것 같습니다. 고민 끝에 전 건강을 지키는 방패 문양과 대장과 항문을 의미하는 문양으로 로고를 만들었습니다.

① 방패
전체적으로 로고의 모양은 방패 모양입니다. 장편한외과의원은 여러분의 건강을 지키는 방패 역할을 하겠습니다.

② 대장
방패의 상단은 대장 모습입니다. 장편한외과의원은 대장내시경에 관한 편안하고 정확한 진료를 하겠습니다.

③ 항문
방패의 하단은 엉덩이 모양입니다. 장편한외과의원은 항문질환에 관한 정직하고 맞춤형 진료를 하겠습니다.

④ 사랑
엉덩이 안에 하트 모양입니다. 장편한외과의원은 여러분들과 소통하며 정성을 다하는 진료를 하겠습니다.

⑤ **병원**

방패 안에 병원을 상징하는 십자가 모양입니다. 장편한외과의원은 봉사와 나눔으로 지역사회에 이바지하겠습니다.

● 입지

수원 아주대삼거리에 있는 마이온프라자에 임대계약을 한 것은 2019년 11월 16일입니다. 수원 지역 중 어디서 개업을 할까 참 고민이 많았습니다. 고민하는 동안 수원 여기저기를 다 가본 것 같습니다. 과거에 수원지역 이외의 입지를 고민할 때는 강원도 동해까지 가본 적이 있을 정도였습니다.

고민은 많았는데 신기하게도 입지 결정은 금방이었습니다. 꼭 운명 같았습니다. 아주대삼거리 마이온프라자를 보는 순간 이곳이다 싶었습니다. 정말이지 보는 순간 더 이상의 고민이 필요 없는 곳이었습니다. 그리고 3일 만에 임대계약을 했습니다.

이 자리를 빌려 장편한외과의 입지에 모든 것을 책임져주셨던 김경수 W스퀘어 대표님께 감사인사를 드립니다. 아주대삼거리의 마이온프라자로 결정하기까지 정말 많은 고생을 해주셨고, 한 번도 불평하지 않고 최선을 다해 노력해주신 김경수 대표님께 두 손 모아 감사드립니다.

● 인테리어

입지가 결정되니 그 다음은 인테리어였습니다. 인테리어 고민도 많았습니다. 아시는 외과의사의 남편분과 아시는 내과의사분이 추천해주시는 대표님도 너무 좋았습니다. 하지만 장편한외과의 결정은 디자인바이엘의 이상영 대표님이었습니다. 그리고 인테리어가 끝난 지금도 최고의 결정이었다고 장담합니다. 너무나도 편안한 장편한외과로 만들어주셔서 이상영 대표님과 김지훈 현장소장님께 엎드려 절하고 싶습니다.

장편한외과 인테리어의 컨셉은 '스타벅스 커피숍'이었습니다. 전 스타벅스 커피숍에 갈 때마다 기분이 좋아지기 때문입니다. 제가 제주 올레 자원봉사를 5년넘게 하고 있는데 스타벅스 매장 매니저님들과 1년 정도 같이 클린올레 자원봉사를 한 적이 있습니다. 마음까지 착한 스타벅스 직원분들과의 인연 때문이지 전 스타벅스에 가면 마음이 편안해집니다. 그래서 장편한외과를 찾는 고객분들도 부드러운 커피 향처럼 편안해지셨으면 하는 바람을 인테리어에 담았습니다.

● 파트너(직원)

저는 '인사가 만사'라는 격언에 격하게 공감합니다. 그래서 장편한외과에서 저와 함께 일할 파트너를 영입하는데 심혈을 기울였습니다. 아주 오랫동안 좋은 사람을 찾아 헤맸는데 다행히 운명처럼 네 분이 장편한외과와 함께 하게 되었습니다. 프라이버시 문제로 밝힐 수는 없지만 장편한외과를 함께 시작하는 네 분께 진심으로 감사드립니다. 앞으로 오랫동안 함께하길 또한 기대해봅니다.

2020년을 맞이하는 제야의 종소리를 수원 화성행궁에서 들으면서, 2020년 일출을 수원 서장대에서 맞이하면서 네 분의 건강과 행복을 빌었습니다.

● 의료장비와 소프트웨어

장편한외과에 최신장비를 책임져주시는 분들께도 감사인사를 전합니다. 이정권님, 이영준님, 신동준님, 이광호님, 이동규님 덕분에 장편한외과가 최고의 세팅이 되었습니다.

장편한외과의 내시경 장비는 올림푸스 장비입니다. 국립암센터 시절부터 전 올림푸스 내시경 장비를 주로 사용해왔는데, 다른 회사의 내시경 장비에 비해 월등한 기술력을 자랑합니다. 고수가 장비를 가려서는 안 되겠지만 좋은 장비로 고객들에게 최고의 의료서비스를 제공하고 싶은 마음은 어쩔 수 없습니다.

그리고 장편한외과에는 의료용 CO_2 주입장치를 내시경할 때 사용합니다. 장비가 고가이고 따로 고객들에게 장비 사용 비용을 청구할 수는 없지만 의료서비스 측면에서 도움을 드리고자 특별히 준비하였습니다.

그리고 장편한외과는 항문초음파를 비롯하여 복부초음파와 갑상선초음파, 경동맥초음파까지 가능한 초음파 장비를 준비하였고, 가장 효과가 좋다고 알려진 최신의 바이오피드백 장비와 X-ray 장비도 구비하였습니다.

그리고 장편한외과의 팍스를 책임져주시는 최동원님(테크하임), 통신을 책임져주시는 황준호님(LG U+), 보안을 책임져주시는 유연석님(CAPS), 진료프로그램을 맡아주시는 김유태님(이지스), 세무를 맡아주시는 채지원님과 백미숙님(세무법인 다솔), 노무를 맡아주신 박상아님(노무법인 원), 홈페이지를 맡아주신 이옥재님(좋은 친구들), 간판과 내부와 외부 사인물을 맡아주신 최연식님(미성광고), 대출을 맡아주신 정인환님과 이승현님(하나은행)께도 감사인사를 전합니다. 덕분에 장편한외과가 멋지게 개원을 할 수 있게 되었습니다.

● 홍보

요즘에 제가 가장 많이 연락하는 분이 김세형 대표님입니다. 장편한외과의 마케팅을 총괄해주시는 분이고, 개원을 준비하면서 많은 궁금증들을 해결해주는 특급 도우미이기 때문입니다. 개원을 준비하면서 장편한외과 홍보를 어떻게 할까 고민이 많았는데 군포의 '아름다운항외과의원'과의 인연으로 김세형 대표님을 알게 되었고, 김세형 대표는 장편한외과에 '제갈공명' 같은 존재가 되어 주셨습니다.

개원전 홍보 때문에 불안해하는 저를 정신적으로 안정시켜주셨고, 불안함에 헛되어 뿌려질 예산낭비를 막아주셨습니다. 앞으로도 많은 도움을 주시길 간절히 기도합니다.

● 자문위원

장편한외과에는 많은 자문위원님들이 계십니다. 물론 제가 자문위원이라고 생각하는 것이지 특별히 자문위원님이라고 위촉된 것은 아닙니다. 장편한외과 자문위원님들 중에는 의사분도 계시고, 친구와 지인분도 계십니다. 프라이버시 문제로 이름은 생략하지만 그분들께 진심으로 머리숙여 감사드립니다.

먼저 국립암센터 대장암센터 대장내시경 아카데미 동문분들께 특별히 감사드립니다. 저보다 먼저 개원을 하신 동문님들께서 많은 조언을 해주신 덕분에 제가 편안하게 개원을 할 수 있었습니다. 선생님들께 받은 은혜는 저보다 뒤에 개원하는 다른 동문들을 돕는 것으로 갚도록 하겠습니다.

또한 30년넘게 친구의 우정을 나누고 있는 나의 친구들과 제주 올레를 통해 인연을 맺어 나의 절친이 된 많은 분들께도 감사인사를 드립니다.

마지막으로 저의 멘토이신 익산 장문외과의 최성양 원장님과 저의 은사이신 국립암센터 손대경 선생님과 저의 우상이신 장튼위튼병원의 육의곤 원장님께 머리숙여 감사드립니다.

소개글

제 친구 이성근 박사를 소개합니다

얼떨결에 이책의 한 장을 채우기로 승낙하고선 마치 우리가 마감시한을 하룻밤 남겨둔 연재작가 마냥 한동안은 상당한 부담속에 지내왔음을 미리 전해두고자 합니다.

누구에 대해 지금까지 살아온 모습을 부족한 글재주로 전할 수 없다는 것을 잘 알고 있지만 낳아준 부모가 다를뿐 우린 형제이기에 부끄러움은 오늘하루 접어두고 친구 성근이를 내어볼까 합니다.

그럼 지금부터 이성근 원장을 소개합니다. 아니 우리집 주치의 이성근 원장을 소개합니다.

어! 이글을 읽으시는 모든 분들은 공감 하실 듯 합니다. 이성근 원장은 우리집 주치의라고 말입니다.

그럼 우리 모두의 주치의인 이성근 원장의 지난 30여년을 보아주셨음 합니다.

나이에 비해 성숙한 소년

친구 성근이를 처음 만난 건 중학교 1학년 어느 가을이었습니다. 또래 친구들과는 생각하는것이 남달랐고, 상대를 미소짓게 하는 바른 행동과 성숙한 배려가 그저 중학생인 제 눈에는 작은 흠결하나 없이 공부도 잘하는 부잣집 도련님이었습니다. 하지만 그 생각이 틀렸다는 걸 알게 되기까지는 그리 오래 걸리지 않았습니다. 홀어머니와 누나 그리고 여동생, 우리 동네에서도 가장 높은 산 아래 첫 집에서 실질적인 가장 역할을 하는 아이였습니다. 우리와 나이만 같을 뿐 매년 늘어나는 숫자나이와 정신의 나이가 비례하지 않았던 아이, 또래 친구들의 영혼보다 훨씬 더 깊고 저만치 앞서보는 시야를 가진 그였습니다. 운동과 공부, 성격 등 모든 면에서 또래 친구들 중 최상위였던 성근이 주변에는 많은 아이들이 그의 친구가 되기를 원했지만 그의 선택과 집중은 우리 독수리 5형제 였습니다.

삶에 대한 방향이 명확한 청년

고교 시절 어머니마저 여의는 슬픔 속에서도 줄곧 전교 1등을 놓치지 않았으며 긍정과 희망 그리고정의의 아이콘으로 우리 모두의 진정한 리더였습니다. 세상의 어려움은 극복해 내는 방법을 모두 알고 있는 사람처럼 금새 이겨내고 살아 가는 데에 있어서 소홀함이 없었습니다. 어떤 자세로 삶을 살아야 하는지, 그리고 어떤 목표를 가져야 하고, 자기 꿈을 이루기 위해 어떻게 공부하고 생활해야 하는지 빈틈이 없어 보였습니다. 그런 철저함 속에서도 친구들에게 보여 준 人間味(인간미)에 대해서는 돌이켜보면 감사한 순간이었습니다.

성근이는 지금의 상황과 조건이 아니라 목표와 그 미래의 모습을 그리는 데에 남달랐던 것 같습니다. 어려운 가정 환경으로 인해 서울 명문대학을 포기하고 부산 동아대학교 의예과를 전액 장학생으로 입학하는 선택을 했습니다. 현실 타협이 아닌 '의사'라는 목표를 위한 최선의 선택이었던 것 같습니다. 빠듯한 환경 속에서도 그는 대학 시절 학교에서 주어지는 책 구매 지원금 및 장학금 등을 쪼개어 인근 보육원에서 생활하는 정신지체 친구를 후원하며 함께 시간을 보내는 성인(聖人)과 같은 사람이었습니다. (당시 이런 그를 우린 대통령 이성근이라 불렀습니다. 여전히 우리는 아직도 그가 대통령이 될 수 있으리라 믿고 있습니다)

가족을 사랑하고, 환자를 아끼는 의사

이런 그는 대학시절 최고 전환기와 황금기를 맞이하게 됩니다. 지금의 최고 후원자이자 세아이의 엄마, 그리고 Coach Of Korea 초대 우승자인 황연정씨와의 만남이지요. 그녀의 인품은 남편 이상으로 도시에서의 편한 생활이 아닌 나병 환자 돌봄을 자처한 남편과 같은 마음으로 전라남도 고흥 국립 소록도병원에서 아직 돌이 지나지 않은 어린딸과 공중 보건의 시간을 함께 보내게 됩니다. 높은 곳을 향하되 낮은 곳을 지나치지 않고, 행복한 삶을 영위하지만 결코 어려운 이웃에 소홀하지 않는 요즘 보기 드문 젊은 부부 였습니다. 연정씨와의 처음 만남과 그 이후 살아가는 모습에서 '두 사람 참 많이 닮았다'라는 생각을 가지게 됩니다.

그 삶의 가치는 이제 세 자녀와 함께 정점을 이루고 부모의 책임과 가족의 행복을 위해 제주로 향하게 됩니다. 제주에서의 삶은 아빠와 아이들이 함께하는 최고의 순간이었고, 풍요로운 여유가 있는 삶으로 이어졌다고 봅니다. 어쩌면 삶에 있어서 새로운 에너지를 채울 수 있는 알찬 시기가 되었지 않았나 싶습니다. 그 속에서도 한결 같은 자기 관리와 지금의 개업을 위한 공부를 게을리하지 않은 그는 마침내 그토록 염원했던 개업의 꿈을 이곳 수원에서 이루게 되었습니다.

꿈을 이루어가는 실천人

성근이의 삶은 '목표 설정→추진(실행)→결과'로 요약됩니다. 목표 설정에는 항상 신중하고 진중하며 추진 과정은 더 없이 꼼꼼하고 명확해서

이를 바탕으로 최고의 결과물을 도출해 냅니다. 어릴 적 우리가 막연히 꿈꾸던 히말라야 안나푸르나 베이스캠프 등정과 산티아고 순례길, 일본 북알프스 트래킹, 일본 큐슈 올레길 트레킹, 40일간의 인도 여행, 대만 천리길 트래킹과 제주에서의 올레길을 걸으며 더 넓은 세상과 소통하고 낭만을 즐기며 자연과 함께 하는 방법을 배운 친구입니다. 불현듯 스무살 시절 설악산 대청봉에서의 하산길이 생각납니다. 하산길에 갑작스레 들이닥친 폭풍우로 어깨에 걸쳐진 배낭의 무게는 2배가 되고 모두가 지쳐 있을 때 우리에게 너무도 무겁게 느껴지던 음식물 쓰레기 한가득의 기억, 세찬 비바람속에 우리들의 몸도 가누지 못하는 상황에서 손끝마디에 겨우 걸려있는 음식물 봉지를 오늘만큼은 너무 위험하니 버리자는 우리들의 말에 성근이는 끝까지 본인이 책임을 지겠노라며 다시금 꼭 움켜쥐고 내려가던 내친구 성근이가 떠오릅니다. 지금 생각해 보면 고집 보다는 자연을 대하는 그의 자세였고, 또 삶을 살아가는 철학이지 않았을까요.

　서울에서의 학회로 잠시 3시간의 여유가 있을 때 친구 창현이와 둘만의 북한산 올레길을 걸으며 그저 대화하고 싶다는 친구, 술과 담배는 못하지만 친구들이 술잔을 기울일 때 끝까지 남아 함께 기뻐하고 슬퍼하며 공감해 주는 친구, 때론 힘들고 어려울 때 어떻게 해야 할지를 알려주는 그런 친구 입니다.

또 다른 정점을 기다리며

　"후회 없는 삶"이라는 문구와 가장 잘 어울리는 이름, 이성근. 매 순간 어떠한 역할에서도 최선을 다하며 후회하지 않는 삶을 살아온 그가 오늘 새로운 출발을 여러분과 함께합니다. 부모를 일찍 떠나보낸 슬픔과 아픔이 다른 이들은 겪지 않기를 바라는 그 신념이 이어져 그 누구보다 환자의 고

통과 어려움을 이해하며 정의롭고 공정한 의술을 실현하리라 믿습니다. 환자가 아닌 본인의 도움이 필요해서 오는 분들에게 따뜻한 가슴으로 다가갈 수 있는 그래서 몸과 마음의 치유를 통해 행복하게 살아갈 수 있는 사람 사는 세상이 있음을 이성근 원장이 보여주리라 믿습니다.

지나온 길에 매 순간 충실했던 그가, 또 이제 또 다른 시작을 하게 됩니다. 우리는 지금까지의 그를 믿고, 이제 또 다른 정점을 두손모아 기다리고 있습니다.

끝으로 이 책에 우리의 손길이 닿을 수 있도록 많은 사람들 중 독수리 5형제(성근, 기동, 환조, 용규, 창현)에게 기회를 준 성근에게 다시 한번 고맙다는 말을 전하고 싶습니다. 아울러 있는 그대로의 성근이 존재를 새삼 느끼고 돌아보며 오늘 이 자리를 빌어 모두의 의견과 생각들을 진솔하게 담아보았습니다. 감사합니다.

독수리 5형제 친구들과 함께
김창현

소개글

산티아고 같이
하루하루가 선물 같은 사람

 이 책을 쓴 이성근 원장과의 만남은 수년 전 내가 제주 올레길 완주 후 (사)제주 올레 자원봉사단체인 제주 올레아카데미동문회에 가입 하면서 부터다. 제주 올레 아카데미 총동문회 부회장으로 국내외 지역의 트레킹을 진행하는 일명 "성근투어"를 이끌고 있는 그에 대해 이미 제주 올레 아카데미 총동문회 회원 모두가 거의 교주 수준으로 열광하고 있었다.
 열광에는 분명한 이유가 있다.
 과감하면서도 신속한 기획과 추진력, 편하고 재치 넘치는 유머와 위트, 그리고 재미까지, 치밀하면서도 세심한 배려와 희생, 봉사정신, 부드럽지만 카리스마 있는 리더쉽, 만나는 사람을 순식간에 끌어들이는 흡인력 등등. 내가 가져보지 못하고 누구나에게 쉽지 않은 뛰어난 자질의 소지자임을 확인한 어느 날 나도 모르게 그 대열에 합류되어 있음을 발견했다.
 계속되는 개인적인 만남과 일부 모임에서의 그의 진가는 합리적이면서도 냉철한 분석적인 사고로 또 한 번 나를 매료했고, 또한 가정적이란 표현은 진부할 정도이고 아내, 특히 아이들에 대한 헌신적인 사랑과 배려는 범인들의 상상을 초월했다.

 나중에 그가 의사였음을 알고 나서 보이는 그는 더 새롭고 놀라웠다. 사명

감, 냉철한 지성, 의술에 대한 정의감·열정, 끊임없는 공부와 수많은 학회세미나 발표 등 의사로서 필요한 거의 모든 자질과 실력을 넘치도록 갖고 있구나 라는 생각과 더불어 이미 나도 그의 신봉자가 되어 있음을 깨달았다.

  2018년 산티아고 순례길 800Km를 34일 동안 걸어서 도착한 산티아고는 육체적인 고난과 역경, 난관, 그리고 내적인 갈등과 회한, 상념 등을 극복하고 모든 것을 내려놓고 이제야 내적으로 홀가분해져 도착한 순례자들을 포근히 웃으며 감싸주고 있었다. 괜히 감격의 눈시울이 붉어지면서 이성근 원장 생각이 났다.
  같이 오지 못한 아쉬움도 있지만, 이 산티아고가 주는 넓은 아량과 포용력, 용서, 긍정의 힘이 바로 그를 대표하는 또 하나의 장점이기 때문이다. 작년 그도 애타게 찾던 산티아고를 다녀왔다.

  최근 히포크라테스 선서를 완벽히 수행할 수 있는 의사로 정의로운 의술을 펼칠 장을 준비 하면서 생긴 해프닝과 문제점 등을 헤쳐 나가는 그를 보면서 이런 배려와 의리, 희생 등 부정도 긍정으로 밝게 풀어 나가는 힘은 어디서 끊임없이 나오는지, 참 산티아고를 많이 닮은 부러운 사람이라는 생각과 함께 이 사람 옆에 내가 있다는 게 다행이고 행복이라는 생각을 감출 수 없다.
  이제 나태주 시인의 <선물> 이라는 시를 음미하며.

'하늘 아래 내가 받은
가장 커다란 선물은
오늘입니다.

오늘 받은 선물 가운데서도
가장 아름다운 선물은
당신입니다.
당신 나지막한 목소리와
웃는 얼굴, 콧노래 한 구절이면
한 아름 바다를 안은 듯한
기쁨이겠습니다'

저만 아는 이런 큰 인물을 필요로 하는 환자들에게 보내려 한다.

이성근 원장의 역작인 이 책이 히포크라테스 선서를 현세에 펼칠 최고의 의학 전문도서로써 후학들에게 매우 유의미한 길잡이가 되리라 확신하고, 길이 남을 명저가 될 것임을 의심치 않으며 이성근 원장을 여러분들에게 소개합니다.

언제나 친구로 남고 싶은
백규식

소개글

소통을 중요시하는
그를 제주 올레길에서 만나다

늘, 얼굴에 미소가 있고 만나면 반가운 쌤!

이성근쌤과의 처음 인연은 제주 올레에서이다.

제주 올레 산하, 제주 올레 총동문회가 만들어지고, 제1기 동문회에 첫 총무직을 흔쾌히 맡아 300여 회원들을 성근쌤의 긍정의 마인드와 올레사랑으로, 잘해주어 지금까지 동문회는 활발하게 운영되고 있다.

이성근쌤은 제주 올레 아카데미 총동문회 1기 총무에 이어, 2기와 3기 부회장에 이어 현재 제4기 제주 올레 총동문회의 부회장을 맡고있다.

내가 만난 성근쌤은 어떤일이든 어려운 상황에서도 스스로 찾아서, 즐겁게 해내는 사람이다. 무엇보다 성근쌤은 상대의 말에 귀 기울여 들어주고 편안케하는 능력을 가지고 있다, 젊어서일까? 부럽다.

세자녀들과도 시간을내어 짧은여행을 다니고, 가장으로서 삶의 방법을 소통하며 함께 할 줄 아는 사람이다. 아마 이 모든것은 성근쌤의 멈출줄 모르는 부지런함과 성실함에서 비롯된 것일게다.

오늘, 이시간 이후에도 성근쌤만의 긍정의 마인드로 시작하는 새로운 도전에, 희망이 함께 하길 바라는 마음이다.

제주 올레 아카데미 총동문회

(전)회장 오순덕

소개글

25년간의 인연으로 보아온
이성근 원장과의 아름다운 동행이 즐겁다

우리의 소중한 인연은 이성근 원장이 제가 다니는 대학에 입학하면서부터 시작되었습니다.

자신만의 매력이 넘치는 후배들이 많았지만 선배들에게는 이성근 원장이 단연 눈에 띄었습니다. 경청과 배려, 신중함과 사려깊음, 명확한 의사표현, 빠른 판단과 추진력은 갓 입학한 후배가 우리보다 낫구나하는 생각이 들었습니다. 당시에 저희들끼리 "성근이는 어딜가도 환영 받을거야" "성근이는 혼자서 남극에 가도 살아 남을거야" 라는 말을 하곤 했었네요. 몇 년의 시간이 지나고 보니 이성근 원장은 어느 덧 후배들에게 멘토같은 선배가 되어 있더군요. 후배들도 성근이 형 혹은 성근이 오빠처럼 살고 싶은데 따라갈 수가 없다고 하더군요.

제가 이성근 원장을 만난지 25년정도 됩니다. 그동안 우리는 학교 선후배라기 보다는 친구나 형제처럼 가까운 거리에서 지내왔습니다. 제가 옆에서 지켜본 이성근 원장은 공부면 공부, 여행이면 여행 모든 일을 완벽하게 계획하고 실행하였습니다. 버리는 시간 없이 자기관리를 하고 취미생활과 자기계발에 몰두하였습니다. 그 과정에서 예리한 관찰력, 깊은 사고력, 열정적인 추진력에 자주 감탄을 하였습니다. 의과대학 입학부터 졸업까지 장학생이었고 어려운 인턴과 외과 전공의 생활을 하면서도 환자와 의료진에게 모두 밝은 웃음과 한결같은 성실함을 보여주었습니다.

이렇게 진료를 하니 환자들의 치료경과가 좋은 것이 당연하다는 생각이 들었습니다.

대형병원에서 수련을 마치고 외과전문의가 되고난 후 공중보건의로 근무를 하면서도 다른 의사들은 기피하는 소록도에서 한센병환자를 돌보고, 의정부에서 응급상황센터장을 맡아 응급환자들이 빠르고 적절한 진료를 받을 수 있도록 해주었고 응급의료전달체계를 만드는 일에 일조하였습니다. 바쁜 하루 일과중에도 틈틈이 자기 발전을 위한 공부를 하고 양질의 논문을 작성해서 우수학술상을 수상하였고 보통의 의사로는 받기 어려운 보건복지부 장관상과 표창장도 받았습니다.

일선에서 환자진료에 앞장서는 일차진료의사 입장에서는 깊이 있는 공부와 연구활동을 지속하기는 쉽지 않은 일입니다. 이성근 원장은 당연하게 여겨지는 생각을 뛰어넘어 현재에도 꾸준한 공부와 연구를 지속하고 있습니다. 여러 학회의 학술강연에 초청되어 강의를 하고 있으며 학회 임원으로 의학발전에 기여하고 있습니다. 내시경, 초음파 등의 검사와 각종 술기와 수술을 이미 잘하고 있는데도 더 발전하려고 노력하는 모습은 같은 의사 입장에서도 정말 대단해 보입니다. 무엇을 하든 열정적인 모습은 언제나 제가 배우고 싶었던 부분입니다.

저와 이성근 원장은 지금처럼 즐거운 동행을 지속할 것입니다. 여러분들도 마음이 따뜻한 사람, 늘 가족과 함께하고 행복한 사람, 한결같은 열정을 간직한 사람, 꾸미지 않아도 있는 모습 그대로가 매력적인 사람, 이성근 원장과 아름다운 동행을 해 보실 것을 권하고 싶습니다.

한빛내과의원 원장 조수현